"十二五"国家重点图书出版规划项目

中医优势治疗技术丛书

◆ 总主编 周 然 张俊龙

小 针 刀

主编 张斌仁

编者 孟颖霞

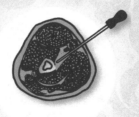

科学出版社

北京

内 容 简 介

　　小针刀技术是中医独具特色的优势技术，具有简便易行、经济实用的特点，既可治疗疾病，又可强身保健。全书力求重点突出，简便实用，主要介绍了小针刀技术的基本知识、操作方法及在近百种疾病中的具体运用。

　　本书图文并茂，深入浅出，适用于广大基层针灸医生、针灸爱好者及家庭自疗者查阅参考。

图书在版编目（CIP）数据

小针刀／张斌仁主编. —北京：科学出版社，2014.4

（中医优势治疗技术丛书/周　然，张俊龙总主编）

ISBN 978-7-03-040253-0

Ⅰ. 小⋯　Ⅱ. 张⋯　Ⅲ. 针刺疗法　Ⅳ. R245.31

中国版本图书馆 CIP 数据核字（2014）第 050096 号

责任编辑：郭海燕　曹丽英／责任校对：李　影
责任印制：李　彤／封面设计：王　浩
绘图：北京眺艺企业形象策划工作室

科学出版社 出版

北京东黄城根北街 16 号
邮政编码：100717
http://www.sciencep.com

涿州市般润文化传播有限公司 印刷

科学出版社发行　各地新华书店经销

*

2014 年 4 月第　一　版　开本：B5（720×1000）
2022 年 5 月第九次印刷　印张：12
字数：222 000

定价：**36.00 元**

（如有印装质量问题，我社负责调换）

总　前　言

　　中医学历经几千年的发展，形成了独特的理论体系和完善的治疗技术体系。其治疗技术体系大体分为两类，一为遣方用药。它被作为中医治疗疾病的主体方法。时至今日，我们中医临床工作者诊疗疾病多处方开药，人民群众也多选择服用汤丸膏散等内服药物祛病疗疾。概因理法方药为中医辨证论治体系的高度概括。二为中医优势技术。翻开一部中医学的发展简史，我们不难看到，人们在经历了长期的无数次实践以后，早在新石器时代，就已经会运用针法、灸法、按摩术、止血法这些原始的、朴素的、简单的医疗技术。从砭石到九针，从针刺到药物贴敷，从神农尝百草到丸散膏丹汤饮酒露的制剂技术，从推拿正骨手法到小夹板的应用，这些都是时代的创造、医家的发明，都是当时社会发展条件下的医学领域的领先技术。经过历代医家的不懈努力和探索，这些技术内容丰富、范围广泛、历史悠久，体现了其临床疗效确切、预防保健作用独特、治疗方式灵活、费用比较低廉的特点，传承着中医学的精髓和特色。

　　这些优势技术或散见于民间，或零散于古籍记录，或濒临失传，面临着传承和弘扬的两大难题。2009 年，国务院出台的《关于扶持和促进中医药事业发展的若干意见》中就强调指出："老中医药专家很多学术思想和经验得不到传承，一些特色诊疗技术、方法濒临失传，中医药理论和技术方法创新不足。"也有专家痛心疾首地指出，"近年来，中医药特色优势淡化，手法复位、小夹板等'简、便、验、廉'的诊疗手段逐渐消失或失传。"由此可见，传承、发展并不断创新中医技术迫在眉睫、刻不容缓。

　　近年来的医改实践证明，中医药在满足群众医疗保健需求、减缓医药费用上涨、减轻患者和医保负担等方面发挥了很好的作用，缓解了群众看病就医问题，放大了医改的惠民效果。人民群众对中医药感情深厚、高度信赖，中医药作为一种文化已经深深地渗入中国百姓的日常生活当中。中医的一些技术特别是非药物方法，普通百姓易于接受、也易于掌握使用，可获得性强，适用于广大人民群众的养生保健和疾病治疗，很多人自觉不自觉地运用中医药的理念和优势技术进行养身健体、防治疾病。

传承和发展中医药技术是每一名中医药人的使命担当。正如国医大师邓铁涛教授所说："中医之振兴，有赖于新技术革命；中医之飞跃发展，又将推动世界新技术革命"。我们山西中医学院将学科发展的主攻方向紧紧锁定中医药技术创新，不断深化学科内涵建设，凝练学科研究方向，组建优势技术创新研发团队，致力于中医药技术的研究、开发、规范制定和应用推广，以期推动中医药技术的创新和革命，为人民群众提供更多的中医药技术储备和技术应用。

因此，我们组织既有丰富临床经验，又有较高理论素养的专家学者，编写了这套《中医优势治疗技术丛书》。丛书以中医优势治疗技术为主线，依据西医或中医的疾病分类方法，选取临床上常见病、多发病为研究对象，突出每一种优势技术在针对这些常见病、多发病治疗时的操作规程，旨在突出每一项技术在临床实践中的知识性、实用性和科学性。

这套丛书既是国家"十二五"科技支撑计划分课题"基层卫生适宜技术标准体系和评估体系的构建及信息平台建设研究和示范应用"、国家中医药管理局重点学科"中医治疗技术工程学"和山西省特色重点学科"中医学优势治疗技术创新研究"的阶段性研究成果，也是我们深入挖掘、整理中医药技术的初步探索，希望能够指导基层医疗卫生机构和技术人员临床操作，方便中医药技术爱好者和家庭自疗者参考使用。

2014 年 3 月

目　录

上　篇　小针刀技术概论

下　篇　小针刀技术的临床应用

上篇

小针刀技术概论

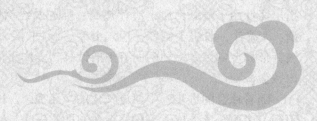

1 小针刀技术的学术源流

1.1 小针刀的定义

小针刀是将针刺疗法的"针"和现代外科手术疗法的"刀"有机地结合在一起的一种医疗器械。它是在古代九针基础上，结合现代医学外科用手术刀而发展形成的，由特殊金属材料制作成，形状上既似针又似刀，从结构而言，针刀的刀体为一个长杆，刀体前端为刀刃，刀体后端为刀柄。针刀疗法是以现代医学理论和中医整体观及经络理论为指导，应用于临床施行闭合性手术来治疗疾病的一种方法，是中西医结合的典范。

1.2 小针刀技术的历史沿革

人类为了能够生存繁衍，不断和各种各样的疾病展开斗争。随着生产生活实践发展，人类对疾病的治疗工具和手段的认识也在不断进步，如从初期只借助自然条件减轻病痛到"伏羲尝草制砭，以治民疾"（《路史》），再到古代九针。随着现代科学技术的迅猛发展，医疗工具不断问世、医疗水平不断进步，对保障人民健康起到了重要作用。

《灵枢·九针论》曰："锋针，取法于絮针。筒其身，锋其末，长一寸六分，主痈热出血。"又《灵枢·九针十二原》中有"锋针者，刃三隅，以发痼疾"，指出锋针用于浅刺出血，治疗热病、痈肿及经络痼痹等疾患。《灵枢·九针论》谓："铍针，取法于剑锋，广二分半，长四寸，主大痈脓，两热争者也。"说明铍针形如宝剑，是一种两面有刃的针具，多用于治疗外科疾病，以刺破痈疽，排出脓血。

随着社会的进步，中西方文化的交流加强。由于中医学和西医学的思维模式不同，中西医学形成了一种完全对立的发展格局，在各自为阵的发展过程中都出现了临床治疗中的困惑和难题。毛泽东同志指出："要将中西医结合起来，创造我国的新医学。"于是，我国的医疗卫生工作者们开始致力于寻找两种医学互相融合的结合点和方法。

朱汉章教授从一个临床病例中得到启发，通过对中医学和西医学理论和临床的不断深入摸索，用两种不同的思维方式来认识和治疗疾病。他于 1976 年发明了将针灸针和手术刀融为一体的医疗器械——针刀，在临床中取得了意想不到的疗效，并逐步将针刀疗法应用于多种疾病的治疗上，都取得了非常显著的疗效。针刀医学就此诞生。朱汉章教授不断探索针刀理论、积累临床经验。1978 年针刀疗法被江苏省卫生厅列入了重点科研课题。1984 年，江苏省卫生厅组织专家在对针刀疗法进行了临床实证验证的基础上，通过了专家鉴定，标志着"针刀疗法"的正式诞生。1987 年，经批准在南京举办了第一期全国针刀疗法培训班，针刀疗法开始向全国正式推广应用。

针刀疗法得到全面的推广，在大量实践及深入的理论探讨和交流的基础上，1990 年，"中国小针刀疗法研究会"正式成立，标志着小针刀疗法这一新的学术思想体系形成。1991 年，第二届全国小针刀疗法学术交流大会召开，成立了"中国中医药学会小针刀疗法专业委员会"，成为中国中医药学会的正式成员。1992 年，朱汉章教授著《小针刀疗法》，由中国中医药出版社以中、英文两种语言正式出版发行。1993 年 10 月，第三届全国小针刀疗法学术交流大会召开，正式提出了创立针刀医学新学科的理论构想和初步框架，中国中医药学会针刀医学分会正式成立。2003 年，国家中医药管理局组织《针刀疗法的临床研究》成果听证、鉴定会，将"针刀疗法"正式命名为"针刀医学"。2004 年，教育部组织"针刀医学原创性及其推广应用的研究"鉴定会，进一步肯定了"针刀医学在理论、操作技术、器械方面都是原创性的成果。同年，朱汉章教授组织编写了《针刀医学》教材。2005年，朱汉章教授任针刀医学系列规划教材的总主编，该系列教材的出版标志着针刀医学教材体系基本成熟，"针刀医学"作为一门新兴学科正式迈进高等医药院校，为培养针刀医学人才奠定了基础。

目前，随着社会的进步，人民生活水平和生活质量的大幅提高，针刀医学也迎来了新的历史使命和发展机遇，小针刀技术已经在脊柱相关疾病、急慢性创伤、软组织损伤和运动型损伤等治疗领域占据了一定的优势，疗效显著，患者推崇，为针刀医学发展起到了动力作用。同时，针刀医学从宏观上体现了中医和西医理论的有机结合，是中医现代化的典范，实现了疗法和理论及概念上的创新，相信随着小针刀疗法的不断发展和完善，一定能为解决患者的疾苦开辟广阔天地。

2　小针刀技术的基本原理

　　小针刀技术是一种微型手术疗法，它将传统的针刺疗法和西医学的手术刀有机融合为一体。突出优点是采用闭合性手术，不开刀，不会损伤血管神经，术后没有瘢痕。传统的针刺疗法没有剥离、疏通、松解的作用，而西医的手术刀在临床中损伤太大。小针刀技术是中西医结合的特殊疗法，既有针灸针刺激穴位、疏通经络、调和阴阳的作用，又有以手术刀在病灶部位准确地剥离粘连、松解痉挛等恢复人体组织正常生理状态的作用。

2.1　针的作用

　　中医学认为，人体在正常的情况下处于一种经络畅通、脏腑协调、阴阳平衡的状态。而在病理情况下，机体会出现经络壅滞、脏腑失调、阴阳失衡。针灸针治疗时就是通过针刺腧穴来调节脏腑阴阳失衡，使机体恢复正常状态。

　　人体的经络系统"内属于脏腑，外络于肢节"。十二经脉中阳经在四肢之表，属于六腑，阴经在四肢之里，属于五脏，通过十五络脉沟通表里，组成了气血循环的通路，维持着正常的生理功能。针刺治病最主要、最直接的作用是疏通经络，在疾病的发生、发展及其转归的过程中，根本法则和手段是扶正祛邪。正如《素问·刺法论》："正气存内，邪不可干。"说明机体患病之后，仍然会不断地产生相应的抗病能力，与致病因素作斗争。若正能胜邪，则邪退而病向愈；若正不敌邪，则邪进而病恶化。针刺治病的最终目的是调和阴阳，如果因七情六淫及跌仆损伤等导致阴阳失衡，出现"阴胜则阳病，阳胜则阴病"等病理现象，则根据证候的属性来调节阴阳的偏盛偏衰，使机体达到"阴平阳秘"，恢复其正常的生理功能，达到治疗的目的。

2.2　刀的作用

　　小针刀在临床治疗中首先发挥的是刀的作用，但是完全等同于普通的手术刀，不需要切开皮肤；其次是刺入病灶位置，到达病灶后进行切开、分离、铲剥、割断等操作，起到刀的作用。

　　小针刀在治疗疾病时，一方面是在盲视下进行的，需要医生对解剖知识达到精确的了解，并对针刀医学的操作非常熟练；另一方面，在疾病治疗需要长距离切开时，小针刀需要一刀一刀地沿着切开线切开，不像用手术刀一样可以一刀切开。

2.3　针和刀的综合作用

小针刀在临床治疗的过程中，往往起到针和刀的综合作用。例如，在治疗某些慢性软组织损伤疾病的时候，若小针刀刺入的部位正好有瘢痕或者结节，将瘢痕或结节纵向切开是发挥着刀的作用；若瘢痕或结节所在的部位正好是经络循行所过之处，则在切开瘢痕或结节治疗慢性软组织损伤的同时也达到疏通经络的作用。另外，如果在治疗其他一些内外杂症的时候，进针部位正好有瘢痕或结节，用针刀治疗则是既发挥了针的作用也发挥了刀的作用，因为瘢痕或结节就是阻滞经络而致病的因素。

小针刀在临床治疗中把针和刀的作用相结合是非常有意义的，可以解决单独用针或单独用刀都无法解决的临床问题。

3 针刀医学理论体系

针刀医学是中医和西医有机融合、创新的产物，是在中医基本理论指导下，开放性地吸收了现代科技成果，经过 30 余年的不断探索，形成的新的医学理论体系，是中医现代化的典范。针刀医学理论体系包括了四大基础理论和六大组成部分。四大基础理论分别为：闭合性手术理论、慢性软组织损伤的病因病理学理论、骨质增生新的病因学理论、人体电生理线路理论。六大组成部分分别为：针刀医学病理生理学、针刀医学影像学、针刀医学手法学、针刀医学诊断学、针刀医学治疗学、针刀医学护理学。

3.1 闭合性手术理论

闭合性手术是相对开放性手术而言的，因其是在盲视的情况下进行的，较开放性手术难度要大，对解剖知识的要求比开放性手术更高，体现在精细解剖定位、立体解剖定位、动态解剖定位和体表定位四个方面。施术者要掌握机体局部精细结构、机体立体结构层次、非标准体位下的正确定位、体表与内在解剖结构相对应的点或线，准确定位病变组织，有效避免损伤神经、血管等重要组织器官和健康的机体组织而达到治疗疾病的目的。

同时，根据闭合性手术的要求和针刀的特点，提出了闭合性手术的操作规程，包括进刀、入路和手术方法。

3.2 慢性软组织损伤的病因病理学理论

(1) 重新界定软组织的范围

西医学认为软组织只限定于运动系统，而针刀医学则认为软组织包括人体除了唯一的硬组织（骨头）之外所有的组织。因为它们具有相同的力学特征，而且其损伤的病理变化也具有相同的规律，所以为顽固慢性内脏组织器官疾病的治疗找到了有效的方法。

(2) 明确了慢性软组织损伤的概念

针刀医学指出了慢性软组织损伤的内涵，即软组织受到各种损伤以后，在治疗和自我修复的过程中又在特定的条件下产生新的致病因素，导致新的慢性软组织损伤类疾病的发生。慢性软组织损伤的外延是这种损伤是难愈的，涉及各个学科的疑难杂症。

（3）明确了软组织损伤的类型

针刀医学认为慢性软组织损伤包括暴力性、积累性、隐蔽性、疲劳性、侵害性、自重性、手术性、病损伤、环境性、功能性损伤十大类。

（4）明确了慢性软组织损伤的病理变化过程

针刀医学认为慢性软组织损伤的病理过程为：损伤（生物、物理学）→变化（骨折移位、骨错位、筋出槽）→力学状态改变→软组织器官受到破坏→挤压、牵拉、松弛→大量细胞破裂坏死、组织渗出→体内异物→刺激周围组织→引起疼痛→产生生物化学变化→神经反射系统、体液调节系统作用→产生生理病理过程的变化→病变区域组织的保护机制处于紧张状态而制动→产生瘢痕、粘连、挛缩等→形成新的病理因素。

（5）软组织损伤的病因是人体动态平衡失调

人体的生命活动在自由活动状态叫动态平衡，反之，活动出现障碍或不适则称动态平衡失调。造成软组织出现病理变化的是粘连、挛缩、瘢痕和堵塞。

（6）内脏慢性损伤性疾病与运动系统慢性软组织损伤疾病的本质是一致的

内脏受到各种形式的损伤以后，在自我修复的过程中还会出现新的粘连、挛缩、瘢痕等因素，这些新的因素同样会导致内脏实体的动态失调。

3.3　骨质增生新的病因学理论

以往认为骨质增生的病因是退行性变化，经过大量的临床实践和研究，现在一般认为骨质增生的根本原因是人体组织内力学状态的异常变化，基本认识有：力学因素在人体生命活动中的重要作用和力学因素失调对生命活动的影响；人体对体内外力学状态的适应和调节；骨质增生是人体对软组织力学状态异常变化所做出的对抗性调节的结果；人体适应性改变的三个阶段是硬化、钙化、骨化；人体关节内的力平衡失调是造成关节面软骨细胞坏死、分解的根本原因，可形成骨性关节炎。

3.4　人体电生理线路理论

在经络实质研究的基础上，针刀医学提出了人体内存在一个庞大的电生理线路系统。电生理线路系统对人体生命活动具有第一推动作用，统领其他各个系统。经络是人体电生理线路的干线，穴位是电生理线路的调控结构。除穴位之外，人体的电生理线路调控结构还有体液及其他组织结构，包括神经的触突，这些调控部位，使人体的任何组织和器官都能发挥正常的生理功能。

3.5 针刀医学理论的六大组成部分

3.5.1 针刀医学病理生理学

针刀医学对人体生命活动从新的角度做出了诠释，一是认为人体的自我修复和调节功能能维持机体的正常活动，在自我修复和调节的同时能够产生新的致病因素；二是从电生理线路系统的角度解释经络现象和各种生命现象；三是认识到力学因素在生命活动中的重要作用；四是认为生命的本质是平衡。新的认识不仅是对以往病理生理学的补充，而且有本质性的突破。

3.5.2 针刀医学影像学

以精细解剖学为基础，重视人体组织器官的微小改变，根据影像学的物理学特征，按矢状轴、水平轴和冠状轴将骨关节微小移位划分成左右旋转移位、左右侧方移位、前后移位、仰旋移位、俯旋移位、绕矢状轴移位和混合移位。

3.5.3 针刀医学手法学

针刀医学在现代解剖学、病理学、生理学和生物力学的基础上形成了一套自成体系的手法学，较传统手法，其有以下特点：一是精确性高，能够准确作用于病变组织；二是避免了对健康组织器官的附带性损伤；三是作用目标明确，操作简单、安全。这大大提高了手法学的实用性和科学性，简化了操作过程，扩大了治疗范围，得到了医患双方的推崇。

3.5.4 针刀医学诊断学

针刀医学诊断学是在继承中西医诊断学基本精神的基础上，采用现代医学精细的方法，结合针刀医学理论而形成的。一是慢性软组织损伤的病因诊断，论述了粘连、挛缩、瘢痕、堵塞病因的诊断方法和标准；二是脊柱区带病因的诊断，先用医学影像学检查椎体位置有无异常，然后再判断区带范围内软组织有无粘连、挛缩等异常变化；三是电生理线路故障的诊断，论述电生理线路短路、断路、电流增强和减弱以及异常放电等不同情况的诊断。

3.5.5 针刀医学治疗学

针刀医学在四大基本理论的指导下形成了独具特色的治疗体系，是针灸针刺和手术刀的有机结合，治疗的核心是恢复机体平衡。通过调节力平衡和动态平衡、促进能量的补充和释放、促进体液循环和微循环来发挥作用。闭合性手术通过剥离粘连、松解挛缩、疏通堵塞、刮除瘢痕等手段恢复软组织的动态平衡。治疗时严格操作规范，扎实掌握精细解剖学、动态解剖学、立体解剖学和体表定位学；同时熟悉针刀医学的适应证和禁忌证，才能达到创伤小、无出血、痛苦小的治疗诸多疑难杂症效果。

3.5.6 针刀医学护理学

根据针刀医学的特点，对患者体位、活动状态、范围和姿势等制定了有精确要求的配套护理方法，保证了治疗的安全和疗效的显著。

4 小针刀治疗疾病的作用机制

4.1 调节力平衡

　　人的机体内部也是一个力学平衡系统,如果这个系统内部的某一部分遭到破坏,人体就会相应地发生疾病。例如人体关节是由关节囊、韧带、筋膜和肌腱等软组织连接而成,由于多种原因使这些软组织受损,引起变性而产生粘连、挛缩等,导致关节的力学平衡系统遭到破坏,关节内部的力平衡失调,造成关节出现骨质增生、骨刺、关节炎等疾病。临床治疗中用针刀松解、剥离变性的软组织,可使关节内的力平衡系统得到恢复,达到治病的目的。当然,针刀还可以调节内脏等其他组织器官的力学平衡。

4.2 恢复动态平衡

　　人体在正常情况下,躯干、四肢等组织器官的活动在其功能范围内是自由的,可以自主地完成相应的动作,称为动态平衡。如果慢性软组织损伤使得肢体或组织器官轻重不同的功能活动受限,不能在其正常的功能活动范围内自主地完成相应的动作,称为动态平衡失调。针刀治疗疾病就是恢复人体生理状态的平衡。例如,用针刀在第3腰椎横突尖部进行剥离和松解,使得此处骨肉粘连剥开,肌肉松解,症状立即消除,恢复内外的动态平衡。用针刀治疗滑囊炎、腱鞘炎时将滑囊切开数点,将腱鞘切开松解,就能很快解除症状,治愈此病,恢复内部流体的动态平衡。

4.3 疏通体液潴留和促进体液回流

　　人体许多疾患的实质原因是由于体液潴留或体液循环障碍引起的。例如,关节炎的治疗中,用针刀将关节囊切开,囊内的渗液就会排出到关节囊外,症状就会立即缓解。由于劳损引起的腱鞘炎,各种原因导致腱鞘分泌的滑液不能正常分泌,筋膜分泌的体液不能正常排泄,关节囊分泌的关节滑液不能正常供给,引起肌肉和腱鞘之间的相对运动滞动,筋膜和肌肉之间的相对运动受到影响,关节不能正常地屈伸，用针刀对腱鞘、筋膜、关节囊的相应部位进行适当地疏通、剥离，可使腱鞘、筋膜、关节囊的体液回流得到恢复，症状消失。

4.4　促进局部微循环

人体有些疾病是因为局部微循环障碍引起的，局部的微循环障碍使得相应部位的营养和能量供给不足，临床治疗中用针刀在局部进行剥离，可以使气血流通立即得到恢复，症状消失，解决了用药物促进微循环恢复的困难。

5 小针刀的器具制备

小针刀是兼有针灸针和手术刀两种性能的一种新型医疗器械，其模式和质量要求是根据临床治疗需求确定的，为了保证在临床中既能在很大程度上减少手术创伤，减轻患者痛苦，又能确保治疗效果，这就要求小针刀有很高的精确度，针体要求又细又硬、弹性很大，刀口又细又锋利。

5.1 小针刀的结构

小针刀的结构分为针柄、针身、针头三部分，针柄为扁平葫芦形，针身为圆柱形，针头为楔形，末端扁平带刃，刀口线和针柄在同一平面内。其形状和长短略有不同，一般为 4～15cm，直径为 0.4～1.2mm。针刀宽度一般与针体直径相等，刃口锋利，刀口一般分为齐平口和斜口或凹形。

5.2 小针刀的种类和用途

根据临床治疗需求，小针刀的模式很多，现就常见模式介绍如下。

5.2.1 Ⅰ型小针刀

Ⅰ型针刀针柄为扁平葫芦形，针身为圆柱形，针头为楔形，末端扁平带刃，刀口为齐平口，刀口线和针柄在同一平面内。根据其长短尺寸不同分为四种，分别为Ⅰ型1号、Ⅰ型2号、Ⅰ型3号、Ⅰ型4号（图1）。

Ⅰ型1号针刀全长15cm，针柄长2cm，针身长12cm，针身直径1mm，针头长1cm，刀口线为0.8mm。

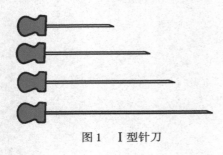

图1　Ⅰ型针刀

Ⅰ型2号针刀全长12cm，针柄长2cm，针身长9cm，针身直径1mm，针头长1cm，刀口线为0.8mm。

Ⅰ型3号针刀全长10cm，针柄长2cm，针身长7cm，针身直径1mm，针头长1cm，刀口线为0.8mm。

Ⅰ型4号针刀全长7cm，针柄长2cm，针身长 4cm，针身直径 1mm，针头长 1cm，刀口线为 0.8mm。

Ⅰ型小针刀适用于各种软组织松解术、小骨刺铲削术、瘢痕刮除术等。

5.2.2　Ⅱ型小针刀

Ⅱ型小针刀针柄为扁平葫芦形，针身为圆柱形，针头为楔形，末端扁平带刃，刀口为齐平口，刀口线和针柄在同一平面内。全长 12.5cm，针柄长 2.5cm，针身长 9cm，针头长 1cm，末端刀口线 0.8mm（图2）。

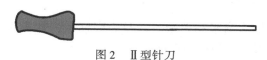

图2　Ⅱ型针刀

Ⅱ型小针刀适用于较小骨折畸形愈合凿开拆骨术及较小关节融合剥开术。

5.2.3　Ⅲ型小针刀

Ⅲ型小针刀针柄为扁平葫芦形，针身为圆柱形，针头为楔形，末端扁平带刃，刀口为齐平口，刀口线和针柄在同一平面内。全长 15cm，针柄长 3cm，针身长 11cm，针头长 1cm，末端刀口线 0.8mm（图3）。

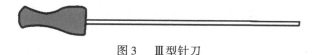

图3　Ⅲ型针刀

Ⅲ型小针刀适用于较大骨折畸形愈合凿开拆骨术及较大关节融合剥开术。

5.2.4　Ⅳ型小针刀

Ⅳ型小针刀针柄为扁平葫芦形，针身为圆柱形，针头为楔形，末端扁平带刃，刀口为斜口，刀口线和针柄在同一平面内。根据其长短尺寸不同分为三种，分别为Ⅳ型 1 号、Ⅳ型 2 号、Ⅳ型 3 号（图4）。

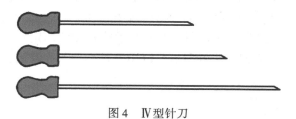

图4　Ⅳ型针刀

Ⅳ型 1 号针刀全长 15cm，针柄长 2cm，针身长 12cm，针身直径 1mm，针头长 1cm，刀口线 0.8mm。

Ⅳ型 2 号针刀全长 12cm，针柄长 2cm，针身长 9cm，针身直径 1mm，针头长 1cm，刀口线 0.8mm。

Ⅳ型 3 号针刀全长 10cm，针柄长 2cm，针身长 7cm，针身直径 1mm，针头长 1cm，刀口线 0.8mm。

5.2.5　Ⅴ型小针刀

Ⅴ型小针刀针柄为扁平葫芦形，针身为圆柱形，针头为楔形，末端扁平带刃，刀口为凹形，刀口线和针柄在同一平面内。根据其长短尺寸不同分为三种，分别为Ⅴ型 1 号、Ⅴ型 2 号、Ⅴ型 3 号（图5）。

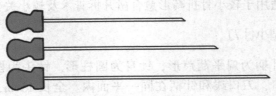

图 5　Ⅴ型针刀

Ⅴ型 1 号针刀全长 15cm，针柄长 2cm，针身长 12cm，针身直径 1mm，针头长 1cm，刀口线 0.8mm。

Ⅴ型 2 号针刀全长 12cm，针柄长 2cm，针身长 9cm，针身直径 1mm，针头长 1cm，刀口线 0.8mm。

Ⅴ型 3 号针刀全长 10cm，针柄长 2cm，针身长 7cm，针身直径 1mm，针头长 1cm，刀口线 0.8mm。

Ⅴ型小针刀适用于切开细小神经周围的挛缩筋膜。

5.2.6　传统小针刀制作

传统小针刀多为自制，分为头、体、柄三部分，材质要求不生锈、耐腐蚀、便于消毒，一般头体为一整体。如针身可选用直径 2～2.5mm 的克氏针，刀头可根据要求加工磨制成各种式样，针体长短依照病灶深浅而定；针刀柄另配，应便于捏握，可指示刀刃方向。小针刀也可以用外科小号刀片改制，还有的是用牙科探针改制而成。

5.3　小针刀的维护

　　小针刀是由特殊金属材料制成的，使用日久会出现不同程度的断裂现象，因此，在使用过程中要注意针具的维护。

　　1）针具要先用消毒干棉花包住针尖，再用锡纸或塑料薄膜包裹，收藏在针盒里，盒内可放置少量干燥剂，防止针具受损和受潮生锈。

　　2）针具在使用前必须进行严格的消毒，先在75%酒精内浸泡30分钟以上，再经高压蒸汽消毒。

　　3）使用前要仔细检查针具是否有裂隙、锈蚀或卷刃现象，针体弹性是否良好。

　　4）操作过程中如刀刃碰到骨性组织，容易发生卷刃现象。术后检查发现有卷刃则立即用油石打磨锋利。

　　5）操作过程中手法要轻巧，避免用蛮力和死力。

　　6）每次使用后，必须迅速用清水清洗干净，放回针盒，防止血液锈蚀针体，避免坠落或刀口与硬物碰撞。

6　小针刀操作的技术规范

6.1　持刀方法

　　小针刀疗法对持针方法有严格的要求，方法正确与否直接关系到针刀操作的准确与否。

（1）单手持刀法

本法适用于针体较短的小针刀。术者以右手拇指、食指指间关节微屈，指腹捏住针柄，中指和环指指腹抵住针体。操作时以中指或环指为支点，并可以抵住皮肤控制入针的深度，防止进针过深或用力不当（图6）。

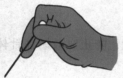

图6　单手持刀法

（2）双手持刀法

本法适用于针体较长的小针刀。术者右手拇指、食指指间关节微屈，指腹捏住针柄，中指和环指抵住针体上段，左手拇指和食指捏住针体下段或针头。操作时以左手拇指、食指夹持部位为支点，保证操作的稳定性。在必要的时候可用左手拇指和食指用力推动针体使刀刃移动，达到铲剥的效果（图7）。

　　对于特殊情况或特殊治疗部位，持针方法也应有适当改变，如采取持笔式、持手术刀式、双手配合式等方法。掌握正确的持针方法，既能掌握针刀的方向性，又能随着治疗的需要及时调整方向和适当的进针深度。

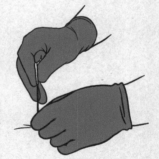

图7　双手持刀法

6.2　进刀方法

　　小针刀的进针法又称小针刀手术入路，指小针刀刺入皮肤进入机体组织直至到达预定治疗部位的全过程，包括定点、定向、加压分离和刺入四个步骤。

　　定点即在对疾病的病变部位精确定位和对解剖结构掌握的基础上，在体表确定进针点并做标志。

　　定向即确定刀口线的方向和针体与参照物的角度方向，一般使刀口线与大血管、神经、肌纤维走向平行（图8）。

　　加压分离即完成以上两步后，右手拇指和食指捏住针柄，采用合适的持针方法，稍加压力但不刺破皮肤，使进针点处形成一个长形凹陷，此时刀口线和重要血管、神经及肌纤维走向平行（图9）。

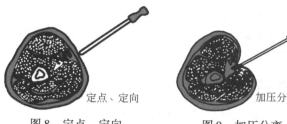

定点、定向　　　　　　　　　　　加压分离

图8　定点、定向　　　　　　图9　加压分离

　　刺入即在加压分离的基础上继续加压，当感觉到有坚硬感时说明刀口下皮肤已接近骨质，稍再一加压即可刺破皮肤，此时进针点体表凹陷基本消失，重要血管、神经及肌纤维膨起在针体两侧，可以根据治疗需要施行各种手法（图10）。

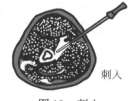

刺入

图10　刺入

6.3　运刀方法

　　运刀方法是临床中运用小针刀操作治疗疾病的具体方法，是小针刀实施治疗过程中取得疗效的关键环节和核心部分，施术中操作手法是否正确，直接关系到治疗效果。在长期的小针刀临床实践中，把基本针刀操作方式归纳为"八法"，即纵行疏通剥离法、横行剥离法、通透剥离法、切开剥离法、铲磨削平法、瘢痕刮除法、骨痂凿开法、切割肌纤维法。

6.3.1　纵行疏通剥离法

　　当粘连瘢痕病变发生在肌腱、韧带附着点时，将刀口线沿肌纤维、韧带走向平行刺入患处，当刀口接触到骨面时，按刀口线方向疏剥，并按照粘连和瘢痕的面积大小，分几条线进行疏剥，不可横行剥离（图11）。

6.3.2　横行剥离法

　　当肌肉、韧带和骨发生粘连时，将刀口线沿肌肉或韧带走向平行刺入患处，当刀口接触到骨面时，做和肌肉或韧带走向垂直铲剥，将肌肉或韧带从骨面上铲起，感觉到针下有松动感时出针（图12）。

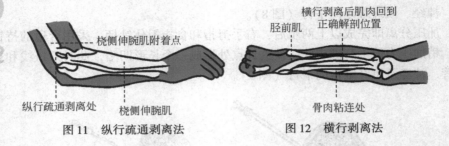

桡侧伸腕肌附着点

纵行疏通剥离处　桡侧伸腕肌

图11　纵行疏通剥离法

胫前肌　横行剥离后肌肉回到正确解剖位置

骨肉粘连处

图12　横行剥离法

6.3.3　通透剥离法

当某处有范围较大的粘连板结，无法进行逐点剥离时，在板结处可以取数个进针点，进针点都选在肌肉和肌肉或其他软组织相邻的间隙处，当刀口接触到骨面时，除软组织在骨伤的附着点之外，都将软组织从骨面上铲起，并尽可能将软组织互相之间的粘连疏剥开，将结瘢切开（图13）。

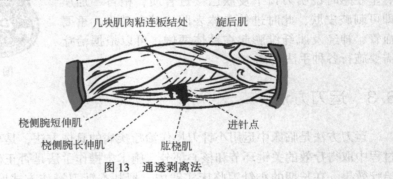

几块肌肉粘连板结处　　旋后肌

桡侧腕短伸肌

桡侧腕长伸肌　　肱桡肌　　进针点

图13　通透剥离法

6.3.4　切开剥离法

当几种软组织互相粘连结瘢，如肌肉与韧带、韧带与韧带互相结瘢粘连时，将刀口线沿肌肉或韧带走向平行刺入，将相互间的粘连或瘢痕切开（图14）。

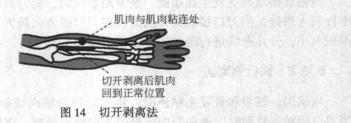

肌肉与肌肉粘连处

切开剥离后肌肉回到正常位置

图14　切开剥离法

6.3.5 铲磨削平法

当骨刺长于关节边缘或骨干，并且骨刺较大时，将刀口线沿骨刺竖轴线垂直刺入，刀口接触到骨刺后，将骨刺尖部或锐边削去磨平（图15）。

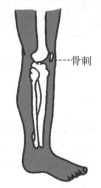

图15　铲磨削平法

6.3.6 瘢痕刮除法

当瘢痕在腱鞘壁、肌肉的附着点处或肌腹处时，先沿着软组织的纵轴线切开数条口，然后在切开处反复疏剥二三次，当刀下感觉到有柔韧感时说明瘢痕已碎，即可出针（图16）。

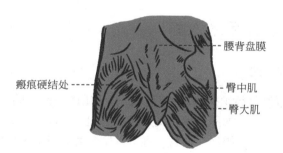

图16　瘢痕刮除法

6.3.7 骨痂凿开法

当骨干骨折畸形愈合影响正常功能时，可用小针刀穿凿数孔，将其手法折断再行复位。如是较小骨痂，将小针刀刀口线沿患骨纵轴垂直刺入骨痂，在骨折间隙或两骨间隙穿凿二三针即可分离。如是较大骨痂时，用前法穿凿七八针后再行手法折断，此时手法折断不会再将好骨折断，只会在骨痂需要折断的位置折断（图 17）。

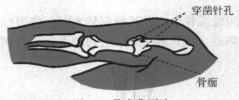

图 17　骨痂凿开法

6.3.8　切割肌纤维法

当某处因为部分肌纤维紧张或痉挛，引起顽固性疼痛或功能障碍时，将刀口线沿肌纤维垂直刺入，切断少量紧张或痉挛的肌纤维，往往可使得症状立即减轻（图 18）。

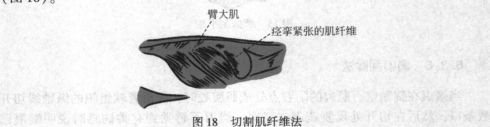

图 18　切割肌纤维法

6.4　小针刀操作手术入路

6.4.1　一般入路

主要适用于慢性软组织疾病的治疗。普遍使用的一般入路方法是定点、定向、加压分离、刺入四步规程，一般入路方法可以避开重要的神经、血管，也可以避免对健康组织器官的附带性损伤。

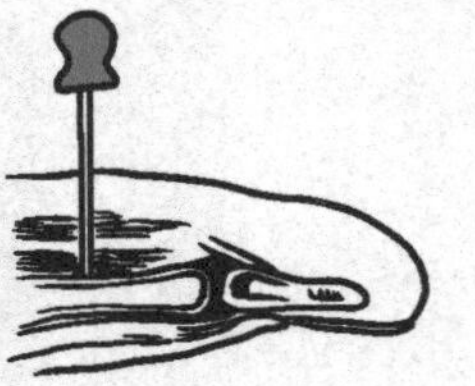

6.4.2　腱鞘炎治疗入路

按照一般入路方法刺入，刺穿腱鞘的外侧壁，穿过肌腱到达腱鞘内侧壁，实施剥离、切开等手术治疗（图 19）。

图 19　腱鞘炎治疗入路

6.4.3　深层组织治疗入路

首先准确找到深层组织的体表投影，然后找准病变部位及该处的解剖层次，以浅表组织为依据，按照一般入路的方法刺入，到达病变部位以后，调整刀口，使刀口线与病变部位的神经、血管或肌肉组织走向平行，再进行施术治疗（图20）。

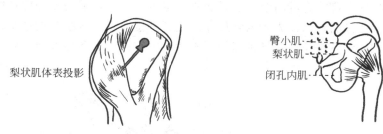

梨状肌体表投影

臀小肌
梨状肌
闭孔内肌

图20   深层组织治疗入路

6.4.4   按骨突标志入路

以体表可触知的骨性突起为骨突标志，这些标志一般都是肌肉和韧带的起止附着点，也是慢性软组织损伤的好发部位。如治疗骨突周围的滑囊病变，根据滑囊的立体定位，治疗操作时先按一般入路刺入，穿过滑囊，刀口到达滑囊对侧内壁时进行十字切开（图21）。

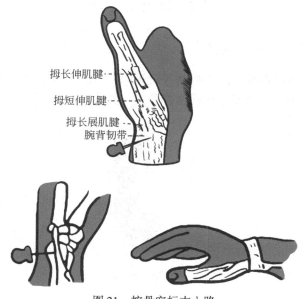

拇长伸肌腱
拇短伸肌腱
拇长展肌腱
腕背韧带

图21   按骨突标志入路

6.4.5 按肋骨标志入路

在治疗胸背部疾患的时候，要以肋骨为定位依据。如果病变部位在肋骨的上下缘，治疗操作时让刀口先刺入到最靠近病变部位肋骨上或肋骨的边缘，然后再移动刀口到达病变部位。这样可以使施术者心中有数，不会导致刀口刺入胸腔里（图22）。

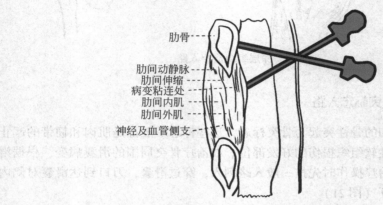

肋骨----

肋间动静脉----
肋间伸缩----
病变粘连处----
肋间内肌----
肋间外肌----
神经及血管侧支----

图22 按肋骨标志入路

6.4.6 按横突为标志入路

在治疗脊柱两侧慢性软组织损伤等疾患时，以横突为标志，先按一般入路法刺入，刀口到达横突后再调整至病变部位进行施术治疗（图23）。

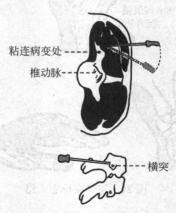

粘连病变处----

椎动脉----

----横突

图23 按横突为标志入路

6.4.7　按组织层次入路

如果病变部位在多层组织间，治疗操作时应该分清组织层次，不断调整刀口线，使得刀口线与各层次的重要神经、血管及肌纤维平行，逐层刺入达到病变部位，切勿使刀口穿过病变组织，否则操作不但不能达到病变部位，甚至会造成严重后果（图24）。

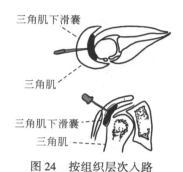

图24　按组织层次入路

6.4.8　腕管综合征治疗入路

在治疗腕管综合征时，一定要掌握解剖结构，腕管有9条肌腱，神经及动静脉通过，掌面有厚而坚韧的横韧带覆盖。治疗操作前让患者用力握拳屈腕，可见腕部有三条肌腱隆起，沿着桡侧和尺侧腕屈肌肌腱内侧缘和远侧腕横纹的两个交点向远端移2.5cm，正是腕横韧带远侧边缘两端的内侧，这4个点既是腕横纹韧带上的施术部位，又是深层没有重要神经和血管的位置，如此刺入即达腕横韧带两侧的病变部位（图25）。

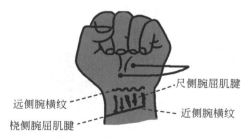

图25　腕管综合征治疗入路

6.4.9 用手法推开浅层，直接刺入深层治疗入路

在治疗肱桡关节滑囊炎时，因为肱桡关节滑囊位于肱桡肌上端的深层，而且在深层有重要的神经和血管通过，所以在治疗前要用手法辅助将肱桡肌推开，用左手的拇指向下压，将深层的神经和血管分开，推到两侧，刀口紧贴住左手拇指的指甲刺入，穿过皮肤、肱二头肌肌腱到达肱桡关节滑囊进行施术治疗（图26）。

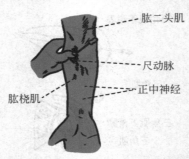

图26 用手法推开浅层，直接刺入深层治疗入路

6.4.10 截骨手术入路

在治疗陈旧性骨折畸形愈合时，按一般入路方法刺入，刀口到达骨面后，采用一点三孔的方法，即在体表只有一个刺入点，在畸形愈合处穿3～5个孔，孔数的多少视患处骨直径而定（图27）。

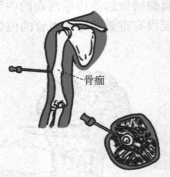

图27 截骨手术入路

7 小针刀技术的操作规程

7.1 无菌操作规程

小针刀治疗是闭合性手术，多在肌腱深部、关节腔、脊柱周围等深层组织中操作，而且刺激量大，对机体局部内环境也有一定的破坏。因此，操作时的无菌要求也较为严格，必须符合常规西医手术无菌操作的要求，否则会造成治疗部位的感染。

7.1.1 治疗室的无菌要求

小针刀治疗必须在专门的治疗室内操作，治疗室必须符合外科手术室的无菌要求，如室内紫外线消毒，治疗台和地面要有常规消毒，床单要常换洗、消毒。

7.1.2 手术用品消毒

在小针刀治疗时，所用的针刀、手套、洞巾、纱布等用品必须经过高压蒸汽消毒。一支针刀只能给一个患者甚至只能在一个治疗点使用，防止交叉感染。

7.1.3 医生和护士的消毒

在小针刀治疗前，医生和护士必须按照外科手术人员规范化洗手步骤洗手。手术时医生和护士的白衣、口罩、帽子均需消毒。手术过程中护士递送手术用具时要严格按照无菌操作规程。

7.1.4 术前定点和术野消毒

在治疗前首先要选好治疗点，并用棉棒蘸紫药水在体表皮肤上做好标志，然后用2%的碘酒棉球在标志上按压，防止标志脱落，再以标志为中心由中心向外逐步向周围5cm的皮肤上涂擦消毒，碘酒干后用酒精脱碘，或者直接用0.75%的碘伏消毒皮肤，最后覆盖上无菌洞巾，标志点正对洞巾的洞口中点。

7.1.5 术后操作

小针刀治疗结束后，迅速用创可贴覆盖针孔，如果体表的同一个部位有多个针孔，可以用无菌纱布覆盖针孔并包扎。

7.2 护理要点

因为小针刀技术是一种新疗法，所以在操作前要向患者做好解释工作，同时要了解患者的过敏史、是否晕针，并且取得现代医学检查结果支持诊断和治疗。

在操作过程中密切观察患者的反应，使得患者能很好配合治疗的顺利进行。手术操作结束半小时后再离开诊室，以防止术后晕针的发生。根据患者的体质和治疗部位，必要时用抗生素或消炎止痛药防止感染或减轻术后不适感。嘱咐患者3日内不得在治疗部位擦洗，保持针孔处的清洁，防止感染。

7.3 体位选择

在针刀临床治疗过程中，患者的体位选择是非常重要的。患者的体位会直接影响到体表治疗点的准确选择和确定。选择合适的体位，是小针刀操作顺利进行的前提，也是取得好疗效的基础，同时还可以防止意外事故的发生。

体位选择一定要遵循方便治疗和患者舒适的原则，因为在不同的体位下病灶的体表投影是不一样的，小针刀进针的部位也随之改变，所以，术者在确定体表治疗点以后，嘱咐患者不要改变体位。如果体位变了，机体内的组织位置会随之发生相应的改变，这时如果还是按照原来选定的治疗点和确定的进针方向进行治疗，那么针刀就很可能不能达到预定的治疗部位，不能取得预期疗效，还有可能会造成不必要的机体伤害。

假若患者选择的体位不合适，治疗部位处于一种紧张的状态，或者治疗的过程中时间比较长，患者感觉到非常疲劳难以维持一定的体位而导致体位变化或机体紧张，都会在操作的过程中发生弯针、断针等现象。临床治疗中常见的体位有坐位和卧位。

7.3.1 坐位

（1）仰靠坐位
本体位常用于治疗上肢和膝关节以下部位的疾病（图28）。

（2）托腮坐位
本体位常用于治疗肩背部疾病（图29）。

（3）屈肘侧掌坐位
本体位适用于治疗肩背部和上肢部位的疾病（图30）。

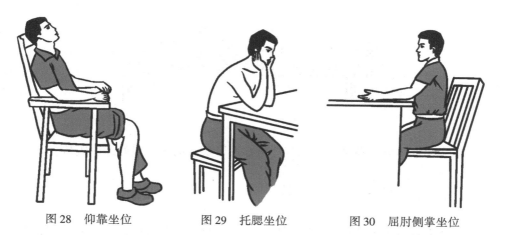

图 28　仰靠坐位　　　　图 29　托腮坐位　　　　图 30　屈肘侧掌坐位

7.3.2　卧位

（1）仰卧位

本体位适用于治疗前身部及头面部的疾病（图 31）。

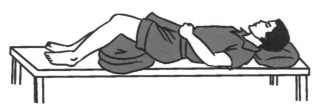

图 31　仰卧位

（2）俯卧位

本体位适用于治疗后背部的疾病（图 32）。

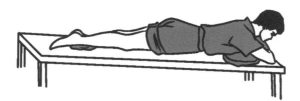

图 32　俯卧位

（3）侧卧位

本体位适用于治疗肩、臂、臀等侧身部的疾病（图 33）。

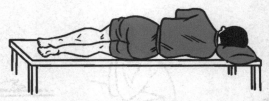

图 33　侧卧位

对于年老体弱、精神紧张或有严重心血管疾病的患者最好采用卧位。

7.4　小针刀操作时的针感

小针刀在刺入皮肤以后，针刺的深度要根据病变部位确定。如果病变部位在浅表，则针刺的深度达到病变部位即可；如果病变部位在机体深层或肌肉丰厚之处，针刀需刺到深部组织，进针的准确性根据针感来确定。

在临床治疗过程中，患者有酸、胀感为正常针感；若患者有疼痛、麻木和触电样感觉时为异常针感，需要立即停止针刀运刀操作，及时调整刀口方向；若患者无任何感觉，说明针刀没有到达病灶部位，而在机体组织的间隙，此时不要进行手术操作。需要注意的是有的变性严重的病变组织本身已经失去了知觉，针刀手术操作时患者没有感觉。

8 小针刀技术的适应证与禁忌证

8.1 适应证

本技术的治疗范围虽然涉及内、外、妇、精神、五官各科，但总的来说都以软组织损伤性疾病、软组织损伤为主的骨关节疾病及由软组织损伤和小关节紊乱引起的脊柱相关疾病为主。

8.1.1 四肢和躯干顽固性疼痛点

各种因慢性软组织损伤而引起四肢，躯干各处的一些顽固性疼痛点，皮下可触及结节或条索状物。

8.1.2 脊柱疾病

脊柱关节错位、软组织损伤导致的脊柱生理弯曲变形、疼痛、脊柱功能障碍以及脊柱节段对应的内脏病症。

8.1.3 卡压性神经、血管病症

由于软组织炎性病症、粘连、挛缩等导致的压迫、牵拉、刺激神经和血管而引起的如腕管综合征等各种症状。

8.1.4 滑囊炎

滑液囊受到急、慢性损伤之后，就会引起滑液囊闭锁，而使囊内的滑液排泄障碍，造成滑囊膨胀，而出现酸、胀、疼痛、运动障碍等症状。若其过度膨胀而挤压周围的神经、血管，会出现麻木、肌肉萎缩等症状。此种病变用常规的治疗方法难以奏效，应用针刀闭合性将滑囊从深面十字切开，针刀术后用手指迅速将滑液囊压扁，往往可速见成效。

8.1.5 腱鞘炎

各种腱鞘炎或韧带挛缩引起的疼痛，尤其对狭窄性腱鞘炎、跗管综合征等有特殊的疗效。

8.1.6 肌性关节强直

由于各种原因使关节周围的肌肉、韧带、滑囊、关节囊等软组织挛缩、肥厚、粘连等，导致膝关节、肘关节、脊柱后关节的正常生理活动受限。可以通过针刀对病变软组织的松解，配合手法运用等，使关节恢复正常。

8.1.7 骨干骨折畸形愈合

骨干骨折畸形愈合影响功能或有肿胀不消，肌肉萎缩、麻木、疼痛无法解除者，必须在愈合处将其折断，再行复位，重新固定，纠正畸形。西医通常要做切开手术，此法创伤大，软组织损伤重，容易造成肢体无力等后遗症。传统中医治法是用三角木垫于畸形愈合处，手法将其强行折断，再复位治疗。此法亦易损伤软组织，更易将健骨折断，不易在需要折断的部位截断而造成新的骨折创伤。针刀闭合性折骨，可完全避免上述两种方法的不足，准确无误地在需要折断的地方折断，又不损伤周围的软组织，保证这些软组织形态的完整性，有利于功能的恢复。

8.1.8 手术损伤后遗症

做切开手术如在四肢施行，特别是在关节附近容易造成腱鞘狭窄，筋膜、肌肉、韧带、关节囊挛缩，结瘢粘连，导致功能障碍。用针刀对此施行闭合性松解术，有很理想的疗效。

8.1.9 手术损伤后遗症

对于骨刺引起的临床症状，通过针刀操作对骨刺尖部组织的松解及周围病变软组织的治疗，可以取得较好疗效。

8.2 禁忌证

1）有急性传染性疾病或炎症急性期。
2）体质虚弱或重要脏器疾病的发作期，如严重心脏病、高血压、冠心病、晚期肿瘤患者等。
3）病变部位有重要的血管、神经或脏器等难以避开。
4）定性、定位诊断不明确者以及不能合作者。
5）妇女怀孕期应慎用，有习惯性流产史的孕妇尤应慎用。
6）病变部位或全身有感染、肌肉坏死等。

7）有出血倾向及凝血功能障碍者，如血友病、血小板减少症。

8）严重的骨质疏松或结核病患者。

此外，对于老年患者、极度恐惧的患者以及对治疗效果怀有疑虑的患者均应该慎用针刀治疗。糖尿病等易感染患者，术后可预防性地给予抗生素治疗。

9 小针刀技术的优势与注意事项

9.1 优势

1) 见效快：小针刀疗法借助现代科学知识和手段，弄清疾病的根源，明确疾病位置，熟悉人体解剖结构，准确地在病变部位施术，对某些慢性软组织损伤疾病可起到立竿见影的疗效。

2) 方法简单：一是治疗的器械简单，并不需要复杂的设备，仅一支针刀就可以治病；二是治疗方法简单，在明确诊断的基础上，并无复杂的操作要求，治疗过程所需时间短。方法虽然简单，但是小针刀疗法要求施术者必须扎实掌握针刀医学理论体系。

3) 痛苦小，费用少：小针刀治病和针灸针刺治病相仿，需要定位准确，迅速刺入，针刀刺入后直达病变部位，健康组织器官不受附带损伤，无剧痛难忍之感。同时治疗操作时间短，无复杂器械，极少用药，费用极少。

4) 变复杂为简单：以往可能需要长时间治疗，并且需多种药物配合使用或需医术较高的外科医师进行手术治疗的一些疾病，用小针刀进行简单松解、剥离或铲削治疗，很短时间即可解决问题。

5) 不治变为可治：小针刀疗法抓住主疾病的根本病因、病理，采取恰当有效的方法解决主要矛盾，将一些不治之症变为可治之症，例如，慢性软组织损伤病因病理学理论的创新将以往认为一些退行性病变导致的疾病变为可治之症。

6) 将开放性手术变为闭合性手术：小针刀疗法是针和刀的有机结合，可以运用于穴位针刺疗法，也可以在穴位里进行切开、剥离，起到刀的作用，避免了西医手术刀开放手术的损伤性大，并发症、后遗症多等不足。

9.2 注意事项

1) 准确掌握适应证和禁忌证。根据患者、病症的不同情况，准确选择适应证进行治疗，这是小针刀疗法取得显著疗效、避免失误的根本保证。

2) 熟练掌握针刀理论和解剖知识。施术前要对针刀施术部位的解剖结构、动态改变及重要脏器、血管、神经的体表投影等熟练掌握。如在胸背部、锁骨上等部位操作时需要避免刺入胸膜腔；在颈部、腰部及四肢要注意不要损伤大血管、神经以及内脏器官等。

3）严格无菌操作。针刀疗法是闭合性手术，虽然它的侵袭面很小，但是多数是在关节腔或机体组织的深层操作。因此要求治疗环境、所需器械、物品等都必须达到无菌要求。

4）规范操作，防止晕针和断针。在治疗前应做好患者思想工作。对年老体弱、饮食睡眠不佳、过度疲劳、情绪不稳的患者应推迟或慎用。操作时要选好体位，最好是卧位方式。

另外，在针刀治疗操作前用无菌敷料先将针柄擦拭干净，使针柄干燥便于手指捏拿，然后观察针刀体和柄是否有松动或裂痕。严格按照操作规程进行操作，进针、切开、剥离时用力要柔和，不可用蛮力，以免发生针刀断裂。若针刀折断，要沉着冷静，首先判断针刀断裂的部位。如果部位较浅，可用手压迫皮肤，使断在皮内的针刀体露于体表外，用止血钳钳住拔出；如果断在深层，则先用放射线透视定位，然后外科切开取出。

5）注意术后出血。针刀操作时认真按照进针刀四步法操作，重要的大血管都可以避开，在深层组织治疗时手法要缓和、用力要平稳，一般不会出现出血。相反，在软组织中做剥离，较容易产生出血和血肿。一般小血肿可以自行吸收。如果是肢体深部的大血肿、硬膜内外的血肿则要紧急处置或请专科处置。

10 小针刀技术的异常反应及处理

10.1 晕针

10.1.1 症状

在针刀治疗过程中或治疗后半小时左右。患者出现头晕、心慌、恶心、肢冷汗出、表情呆滞等症状。轻度患者出现轻微的头晕，腹部及全身不适、胸闷、恶心、短暂性意识丧失。重度患者出现突然晕厥倒地、面色苍白、大汗、四肢厥冷、口唇青紫、大小便失禁等。

10.1.2 原因

1）体质因素：有些患者，特别是女性患者，属于过敏性体质，血管、神经功能不稳定，易于发生晕针现象。另外在饥饿、过度疲劳、过度紧张和恐惧、大汗、泄泻、大出血后接受针刀治疗也容易发生晕针现象。

2）体位因素：坐位状态下接受针刀治疗晕针发生率高，卧位治疗时晕针发生率低。

3）刺激部位：在肩背部、四肢末端部位治疗时，针刀剥离刺激量大，针感强，容易发生晕针。

4）精神因素：有的患者对小针刀技术不了解，出现精神恐惧、过度紧张，针刀操作中出现的正常针感和剥离、切割声音使患者情绪更加紧张。

5）环境因素：天气过冷或过热等气温变化明显时，针刀治疗容易晕针。

10.1.3 预防

1）初次接受针刀治疗的患者要做好心理沟通和解释工作，消其顾虑。

2）治疗时要选择好体位，一般都可采取卧位。

3）治疗前应询问病史、个人史，对有晕针史及心脏病、高血压患者，治疗时应格外谨慎。

4）治疗点选择要少，操作手法要稳、准、轻、巧。

5）患者在大饥、大饱、大醉、大渴、疲劳、过度紧张、大病初愈或天气恶劣时，暂不宜做针刀治疗。

6）必要时可根据情况用0.5%~1%利多卡因局麻，然后再治疗。

7）对体质较弱、术中反应强烈、术后感觉疲乏的患者，治疗后休息30分钟再离开。

10.1.4 处理

1）立即停止治疗，将针刀迅速拔出，覆盖创可贴保护针孔。保持冷静，不要恐慌，让患者去枕平卧在空气流通好的室内，抬高双下肢，松开衣带。

2）轻者喝些热开水，静卧片刻即可恢复。

3）严重者在上述处理方法的基础上，点按或针刺其人中、合谷、内关穴，必要时可温灸关元、气海等穴，如果上述处理仍然不能苏醒，马上采取紧急救护措施。

10.2 断针

10.2.1 症状

在针刀治疗过程中，针刀突然折断到皮下或深层组织里，断端可能在体表，可能在皮下浅层，也可能深没于组织之内。

10.2.2 原因

1）针刀质量差，韧性不好。

2）针刀反复使用时间过长，针身出现疲劳性断裂。

3）针具保护不当或消毒液腐蚀，使针身有严重的腐蚀锈损现象。

4）患者高度紧张或大幅度改变体位，导致肌纤维强烈收缩。

5）针刀刺入后发生滞针。

6）术者术前检查不细致或操作时用力不当。

10.2.3 预防

1）治疗前要认真检查针具是否有锈蚀、裂痕，韧性是否好。不合格的针刀坚决不能使用。

2）治疗前要嘱咐患者采取舒适的体位，操作时不可随意变换体位。

3）针刀刺入深层或关节内时不可用力过猛，发生滞针或弯针时不可强行出针。

4）医生操作时手法要稳、准、轻、巧，不可用蛮力。

5）使用后要仔细清洁、认真维护针具，针具按期报废。

10.2.4 处理

1）如果出现断针，术者一定要沉着冷静，切勿慌张。嘱患者不要紧张，保持原来体位，以免使针体残端向肌肉深层陷入。

2）如果断端尚留在体表，应迅速用手指捏紧断端慢慢拔出。

3）如果断端与体表皮肤相平或在皮下浅表部位，仍能看到断端时，用左手拇指、食指按压针孔两侧皮肤，使断端突出体表皮肤之外，然后用手指或镊子夹持断端拔出体外。

4）如果针刀断端完全没入皮肤里且断端下面是骨面，仍可用左手拇指、食指按压针孔两侧，借助骨面做底将断端顶出体表，然后用手指或镊子夹持断端拔出体外。

5）如果针刀断在腰部，此处肌肉较丰厚，深部又是肾脏，加压易造成内脏损伤，或断针部分很短，无法确定位置，应就地行局部麻醉外科手术将断针取出，必要时借助 X 线定位。

10.3 出血

10.3.1 症状

1）浅表血管出血：针刀操作时如果刺中浅表小动脉，针刀拔出时针孔会迅速涌出鲜红血液。若刺中浅表小静脉，针刀拔出时针孔出血是紫红色或发黑、发暗。有时针刀刺中小血管后血液不流出针孔而是瘀积在皮下形成瘀斑，出现局部肿胀或疼痛。

2）肌层血管出血：如果针刀在操作时刺中深层的血管多造成血肿。损伤较大而且血管较大时出血量也会多，血肿明显，可致局部神经、组织受压，表现为局部疼痛、麻木，活动受限等症状。

3）胸腹部血管出血：如果针刀操作时刺破胸腹部的血管，血液则会流入胸腹腔，引起胸闷、咳嗽、腹痛等症状，大量出血则可引起休克。

4）椎管内出血：针刀在松解黄韧带时，如果用力过猛或刺入过深可刺破椎管内动脉，形成血肿压迫脊髓，造成相应脊髓节段压迫症状。严重者可导致截瘫或影响脑部供血出现生命危险。

10.3.2 原因

1）解剖结构掌握不准确，对治疗部位血管分布情况了解不够。

2）没有按四步进针规程操作，不注意观察患者反应。

3）患者血管壁弹性下降或有凝血功能障碍。

4）在肌肉丰厚深层组织中，刺中血管后不易被及时发现。

10.3.3　预防

1）熟练准确掌握解剖知识，明确组织器官的体表投影。

2）术者要严格按照四步进针规程操作，同时要在治疗过程中密切关注患者的反应，认真体会针感。

3）治疗前要认真细致地询问患者的病情、病史，必要时要取得现代检验技术的检验结果支持后再进行治疗。

4）治疗操作过程中要做到稳、准、轻、巧，切记粗暴，中病即止。

10.3.4　处理

1）浅表血管出血：用消毒干棉球压迫止血。若少量出血导致皮下青紫瘀斑者，可不做特殊处理，可自行消退。

2）较深部位出血：如果局部肿胀、疼痛明显而且仍继续加重，可以先用局部冷敷止血或肌内注射止血敏，24小时后可行局部热敷、理疗、按摩，也可以外用活血化瘀药物以加速瘀血或血肿的吸收和消退。

3）有重要脏器的部位出血：椎管内、胸腹腔内出血较多或不易止血者，应立即进行外科手术。如果出现休克则应及时紧急救护。

10.4　周围神经损伤

10.4.1　症状

1）在针刀治疗过程中患者突然有触电感或出现沿外周神经向末梢或逆行放散的麻木感，如有神经损伤则多在术后一天左右出现异常感。

2）轻者一般无其他症状，重者同时伴有损伤神经支配区的麻木、疼痛、温度觉改变或者功能障碍。

若正中神经损伤可出现桡侧三个半手指掌侧及背侧1~2节皮肤感觉障碍；前臂屈肌无力，桡侧三指不能屈曲，拇指对掌功能障碍，日久可出现大鱼际肌萎缩，握拳无力，拇指与小指不能对捏。

若桡神经损伤可出现第1、2掌骨背侧皮肤感觉减退或消失；桡神经支配区域肌肉无力，伸腕肌、伸指肌麻痹而致腕下垂，日久可出现前臂背侧肌肉萎缩；如果在桡神经沟以上损伤，则可导致肱三头肌麻痹，出现主动伸直肘关节障碍；患侧拇指处于内收位，不能主动外展和背伸。

若尺神经损伤可见小指、环指指间关节屈曲，掌指关节伸直，成"爪状"畸形，拇指不能内收，其余四指不能外展，骨间肌无力，小鱼际肌萎缩，尺侧一个半手指感觉障碍。拇指尖和食指尖不能相触。

若坐骨神经损伤可见腘绳肌无力，主动屈曲膝关节困难，小腿外侧、足部皮肤疼痛或感觉障碍，肌肉麻痹，出现垂足畸形；踇趾、踝关节屈伸活动障碍。

若腓总神经损伤，可见足不能主动背屈及外翻，表现为足下垂，行走困难，行走时需高抬脚，落足时足尖先着地。小腿外侧和足背皮肤感觉障碍。

10.4.2　原因

1）解剖知识掌握不够扎实全面，立体概念较差。

2）没有严格按照进针四步规程操作。

3）在局部麻醉后进行小针刀治疗操作，针刀刺中神经干时患者没有触电感或感觉不强。

4）术者在治疗时刺激过强，手法太重。

5）针刀治疗后，用手法矫形的时候手法过重，或者夹板固定太紧、时间太长。

10.4.3　预防

1）针刀治疗时严格按照四步进针规程操作，如果患者出现沿着神经分布路线放射性触电感时迅速提起针刀，调整位置后再进行治疗。

2）在神经干或神经的主要分支循行路线上治疗时，不宜局部麻醉后治疗，也不宜在治疗后再向治疗部位注射普鲁卡因类药物，这些都会造成周围神经损伤。

3）治疗前要认真检查针具，不要用带钩、卷刃的针刀。治疗操作时手法要做到稳、准、轻、巧，切记手法粗暴或大幅度提插切割。

10.4.4　处理

1）如果在治疗过程中出现神经损伤现象，应立即停止操作；若患者麻木、疼痛明显，可局部行麻药、维生素 B 族药物配伍封闭。

2）损伤 24 小时后行针灸治疗或热敷、理疗等。

3）局部轻柔按摩，加强功能锻炼。

小针刀技术的临床应用

11 颞颌关节功能紊乱症

11.1 颞颌关节功能紊乱症概述

11.1.1 概念

颞颌关节又称颞下颌关节，是由颞骨的下颌关节凹、下颌骨的髁状突和关节纤维软骨盘及关节囊韧带、咀嚼肌组成，是面部唯一的活动关节，是可以转动运动和滑动运动的左右联合关节（图34）。本病是口腔科常见疾病，主要表现为关节疼痛、运动功能障碍、关节区弹响等综合征。其发病原因目前尚未完全阐明，已知病因多与错牙、缺牙、过度磨损以及长期单侧咀嚼有关；或者由咀嚼食物用力过猛，以及风寒刺激所致；或者由传染性疾病，关节附近化脓病灶的扩散所致；或者由骨、软骨等其他疾患所引起。多数属关节功能失调，预后良好，但极少数病例也可发生器质性改变。

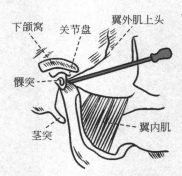

图34 颞颌关节（冠状剖面）

11.1.2 病因病机

(1) 中医病因病机

颞颌关节紊乱症属于中医学"痹证"的范畴。《素问·痹论》曰："所谓痹者，各以其时，重感于风寒湿之气。"《诸病源候论》曰："风湿痹病之状，或皮肤顽厚，或肌肉酸痛，风寒湿之气杂至，合而成痹。"可见本病除先天、创伤等病因外，与风、寒、湿、热均有关系。

（2）西医病因病机

颞颌关节功能紊乱症的主要病理特点是由于各种因素引起颞颌关节肿胀或松弛，咀嚼肌群痉挛，关节内软骨盘磨损，关节周围韧带与关节囊粘连结瘢，关节运动时牵扯周围病变组织而引起关节活动异常、酸胀或疼痛、弹响和运动障碍等症状（图35）。

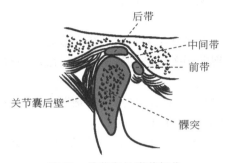

图35　关节盘的附着部位

1）创伤因素。很多患者有局部创伤史，如曾受外力撞击、突咬硬物、张口过大（如打呵欠）等急性创伤；还有经常咀嚼硬食、夜间磨牙以及长期单侧咀嚼食物等。这些因素都有可能引起关节挫伤或劳损。此外，咀嚼肌群功能失调对本症的发生也有一定影响。

2）咬合因素。有明显的咬合关系紊乱，如牙尖过高、牙齿过度磨损、磨牙缺失过多、不合适的义齿、颌间距离过短等。咬合关系的紊乱，可破坏关节内部结构间功能的平衡，导致本病的发生。

3）全身及其他因素。神经、精神因素与本病也可有一定关系，如情绪急躁、精神紧张、容易激动等。

4）感受风寒湿邪。风寒湿气夹杂，阻滞经络，脉气不通，不通则痛。

11.1.3　临床表现

绝大多数患者发病缓慢，初起隐痛不适，继而可出现颞颌关节活动异常，局部酸胀或疼痛、弹响和关节运动功能障碍。关节区或关节周围可伴有轻重不等的压痛（图36）、关节酸胀或疼痛，尤以咀嚼及张口时明显。弹响在张口活动时出现，弹响声可发生在下颌运动的不同阶段，为清脆的单响声或碎裂的连响声。常见的运动障碍为张口受限，但也可出现张口过大或张口时下颌偏斜。

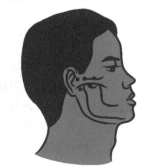

图36　常见压痛点图示

此外，少数患者可因颞神经和鼓索神经压迫而出现听觉障碍、眩晕、头痛以及放射性疼痛的症状。

11.1.4 临床诊断

(1) 中医诊断

1）感寒病史。本病在其发病的过程中，多数患者都有外伤或感受寒凉的病史。

2）不当咀嚼。患者有经常咀嚼硬食、夜间磨牙以及有单侧咀嚼的习惯等。

3）功能受限。出现颞颌关节活动异常，局部酸胀或疼痛、弹响和运动障碍。

(2) 西医诊断

1）颞颌关节活动异常。如张口受限，一般仅为2cm左右，或张口时中线偏移，呈S形，或张口时出现绞锁现象。

2）疼痛。主要在咀嚼时关节及周围肌肉疼痛，有时放射到颞、头、颈、肩部。

3）弹响。张口闭口时均可出现单响声或连响声。

4）其他症状。本病常可伴有头晕、头痛、耳鸣、乏力、食欲缺乏等症状，病程长者，患侧出现颞部发沉、酸胀、肌肉疲劳等症状。

5）肌电图检查。患侧肌电图有异常变化。

6）X线平片（关节薛氏位和髁状突经咽侧位）。可发现有关节间隙改变和骨质改变，如硬化、骨破坏和增生、囊样变等。

7）关节造影。可发现关节盘移位、穿孔、关节盘附着的改变以及软骨面的变化。近年来，不少学者应用关节内镜检查，可发现本病的早期改变，如关节盘和滑膜充血、渗血、粘连以及未分化成熟的软骨样组织形成的"关节鼠"等。

11.2 小针刀技术在颞颌关节功能紊乱症中的应用

11.2.1 技术一

针刀定点 颧弓下凹处（下关穴）。

操作规程 患者侧卧位，患侧朝上，闭口，把颧弓下凹处（下关穴）作为治疗点。使针体垂直于下颌颈部骨面，刀口线与人体纵轴平行，然后刺入，针刀刀达下颌头前面之关节翼肌窝，纵行疏通剥离2~3下。稍提起针刀令针体垂直皮肤，触及紧张痉挛之软组织，切割2~3刀，切断部分过于紧张的翼外肌纤维，出针。

针刀治疗完毕，对患者面颊部，下颌部轻揉按摩几分钟。

操作间隔　一般一次即可痊愈，不愈者隔 5～7 日再行针刀术。

11.2.2　技术二

针刀定点　髁状突的前后缘和关节面的最高点以及周围的压痛点、颧弓下缘压痛点。

操作规程　患者侧卧位，患侧朝上，闭口。术者手指放在耳前方的颞颌关节处，将髁状突的前后缘和关节面的最高点以及周围的压痛点、结节、条索，作为主要的治疗点。使针体垂直于皮肤，刀口线与髁状突的软骨面平行，然后刺入，到达骨面后，给予纵行疏通，横向剥离治疗手法在髁状突的后缘切 2～3 刀。颧弓下缘压痛点，使刀口线与下颌头纵轴方向一致，将针体垂直骨面刺入，纵行疏通剥离，横行摆动。若有硬结，可将刀口线转动 90°，纵行切几刀。

针刀治疗完毕，对患者面颊部、下颌部轻揉按摩几分钟。

操作间隔　一般一次即可痊愈，不愈者隔 5～7 日再行针刀术。

12 颈椎病

12.1 概述

12.1.1 概念

颈椎病又称颈椎综合征，是颈椎骨关节炎、增生性颈椎炎、颈神经根综合征、颈椎间盘突出症的总称，是指由于颈椎间盘退行性变、颈椎肥厚增生以及颈部损伤等引起的颈椎骨质增生，或椎间盘突出、韧带增厚，刺激或压迫颈脊髓、颈部神经、血管及周围组织而产生一系列症状的临床综合征。

此病是临床中的常见病和多发病，多发于中老年人，且男性发病率高于女性。目前颈椎病已成为严重影响人们生活和工作的疾病，调查显示，在 50 岁左右的人群中，颈椎病的发病率为 25%，60 岁左右的人群中，发病率即可达到 50%，而 70 岁左右的人群，颈椎病的发病率为 100%。可见随着人年龄的增长，其发病率也在不断增高。目前颈椎病的发病年龄渐趋于年轻化，近年来有调查显示我国青少年颈椎病的发病率呈逐年上升的趋势。

12.1.2 病因病机

(1) 中医病因病机

中医根据症状可将其分属"痹证"、"眩晕"、"痿证"等范畴。在病因学上通常认为是外伤、风寒湿邪侵袭、气血不和、经络不通等所致，头晕、目眩、耳鸣则与痰浊、肝风、虚损有关。中医不仅将颈椎病着眼于颈肩背臂等局部，而且还有机地联系脏腑、经络、气血等整体进行辨证施治；并将肝、脾、肾等内脏的功能与筋骨、肌肉、关节功能有机结合起来，注重二者之间的互相影响、互相促进，故而认为本病主要是由内、外两种原因所导致。

内因主要是：①肾气不足。中医强调肾虚是造成颈椎病的根本原因。清代程杏轩就认为："病在肾，则病肩、背、颈项痛"（《医述·卷十一·肩背颈痛》）。②内伤劳倦。正如《黄帝内经》所说："久立伤骨、久行伤筋。"日常不良的工作姿势、睡眠姿势、生活习惯及不适当的体育锻炼等慢性损伤，导致骨骼、筋膜等损伤，气滞血瘀，进而加剧肝肾亏耗引发颈椎病。

外因主要是：①外感六淫邪气。寒湿之邪侵袭人体，留滞体内，痹阻筋脉，筋肉失养；②热毒之邪侵袭。可直接侵袭邻近的筋骨，留滞筋骨，发为颈椎之病。③外伤损伤。由于跌、仆、扭、闪或生活、工作意外损伤等导致。机体本虚，加之外伤损害，瘀血留滞，加剧颈椎损害。

（2）西医病因病机

西医学认为颈椎病是由于颈椎间盘退行性病变、颈椎骨质增生，导致颈椎内外环境失调，致使骨质增生、周围韧带钙化、椎间盘突出，从而刺激或压迫颈部肌肉、神经、血管、脊髓等出现的一系列临床综合征。

1）在颈椎病的发生发展中，慢性劳损是首要原因。生活、工作、学习中由于不良的习惯或姿势会使颈部肌肉长期处于疲劳状态，容易发生损伤。局部肌肉、韧带、关节囊的进行性损伤，可以引起局部出血水肿，在病变的部位发生炎性改变，出现无菌性炎症，逐渐出现炎症机化，并形成骨质增生，影响局部的神经及血管。

2）外伤是颈椎病发生的直接因素。外伤前颈椎不同程度的病变，使颈椎处于高度危险状态，外伤直接诱使症状产生。

3）颈椎的发育不良或缺陷也是颈椎病发生的原因之一，亚洲人相对于欧美人来说椎管容积较小，更容易发生脊髓受压，产生症状。

4）另外，颅底凹陷、先天性颈椎融合畸形、椎管狭窄、小椎管等均是先天发育异常，也是本病发生的重要原因。

12.1.3 临床表现

西医根据发病的部位不同将颈椎病分为六种类型：颈型颈椎病、神经根型颈椎病、脊髓型颈椎病、椎动脉型颈椎病、交感神经型颈椎病、混合型颈椎病。

1）颈型颈椎病：又称韧带、关节囊型颈椎病，是指由于颈椎间盘和骨质变性引起的椎体关节平衡失调，肌肉、韧带、关节囊的损伤引起的颈部僵硬、疼痛、活动受限等，多在夜间或晨起时发病，主要为颈项部深而弥散的持续性酸痛、胀痛或不适感，也可有整个肩背部疼痛发僵等不适感觉，有自然缓解和反复发作的特点。

2）神经根型颈椎病：是由于颈椎间盘退行性病变或骨质增生刺激、压迫神经根引起的上肢的感觉、运动功能障碍。该病常表现为肩背或颈枕部呈阵发性或持续性的隐痛或剧痛；受刺激或压迫的神经根有烧灼样或刀割样疼痛，并伴针刺样或过电样麻感；颈部活动或腹压增高时，上述症状加重；患侧上肢有发沉、无力等感觉，握力减弱或持物坠落。

3）脊髓型颈椎病：是指因颈椎间盘退行性变继发颈椎后缘增生，椎间盘向后突出、黄韧带和后纵韧带肥厚等造成椎管狭窄，脊髓受压，进而产生髓性感觉、运动与反射障碍等系列综合征。此病病程较长，多见于中老年人，男性多于女性。此类颈椎病多以下肢症状为主，临床上主要变现为四肢麻木、酸胀、烧灼感、僵硬无力；头痛、头昏、排尿排便障碍等；重者活动不便、走路不稳，甚至出现瘫痪。病人多有胸、腰束带感。

4）椎动脉型颈椎病：由于钩椎关节退行性改变的刺激，压迫椎动脉（图37），从而造成椎基底动脉供血不足而产生的综合征，主要与颈部旋转有关。临床上此类型颈椎病比较常见，主要表现为每当头部取过伸位或转向某一方位时，出现位置性眩晕、恶心、呕吐、耳鸣、耳聋等，或猝然摔倒，摔倒时，神志多半清楚。

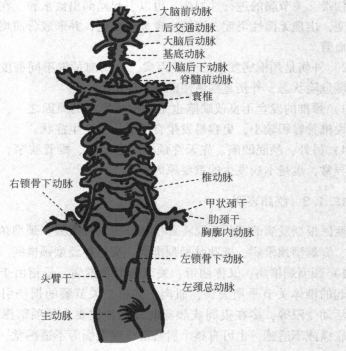

图37 椎动脉的循行路径

5）交感神经型颈椎病：由于慢性劳损或外伤刺激等影响了颈段硬脊膜、后纵韧带、椎动脉等组织，反射性刺激颈交感神经或直接牵拉刺激交感神经出现的综合征。临床主要变现为头痛或偏头痛，头沉或头晕，枕部或颈后痛；心率加快或减慢，心前区疼痛；肢体皮肤温度降低，发凉，肢体遇冷时有刺痒感；多汗或少汗，毛发干枯或过多；耳聋耳鸣，记忆力减退等。

6）混合型：出现以上两型或两型以上症状称为混合型颈椎病。

12.1.4　临床诊断

（1）中医诊断

主要表现为颈肩痛、头晕头痛、上肢麻木、肌肉萎缩、严重者双下肢痉挛、行走困难，甚至出现四肢麻痹，大小便障碍，瘫痪。发病及病情轻重常与劳累以及寒冷、潮湿等天气变化有关。

（2）西医诊断

1）颈型颈椎病。患者头多偏向一侧，有反复落枕史，颈部肌肉紧张变硬，枕项部各肌肉、筋膜、韧带附着点处有压痛、结节、条索状物。X线片显示：颈椎生理曲度改变及颈椎退行性改变征象。

2）神经根型颈椎病。在病变节段间隙、棘突旁及神经分布区可出现压痛；颈椎生理前凸减少或消失；颈部肌肉紧张，局部有结节状或条索状阳性反应点；椎间孔试验阳性；臂丛牵拉试验阳性。X线片显示：侧位片多有生理曲度改变，椎体唇齿样增生、钙化，椎间隙变窄，项韧带钙化，后关节影重叠。

3）脊髓型颈椎病。有椎体束刺激和压迫症，肌力减弱，张力增高；肱二、三头肌肌腱及膝、跟腱反射亢进；腹壁反射和提睾反射减弱；巴宾斯基征和霍夫曼征阳性。X线片显示：椎体后缘骨赘生成，前纵韧带、后纵韧带钙化等。

4）椎动脉型颈椎病。病变节段横突部压痛，当椎体旋转到一定方位时出现眩晕、恶心、呕吐等表现，改变位置后症状消失；椎动脉造影可见椎动脉扭曲；脑血流图检查出现异常。X线片显示：开口位片对该型的诊断有重要意义，齿侧间隙左右不对称，寰枢椎间"八"字间隙不均，枢椎棘突偏歪。

5）交感神经型颈椎病。颈5椎旁压痛；该型颈椎病多与神经根型、椎动脉型同时发病，以自主神经紊乱的症状为主，如头痛、手凉等。X线片显示：椎体和钩椎关节骨质增生。

12.2　小针刀技术在颈椎病中的应用

12.2.1　技术一

针刀定点　患病椎体横突前、后结节处的压痛点（图38）、结节与条索状物以及阳性反应点为治疗点。

操作规程　以横突末端体表投影为刺入点，使刀口线与颈椎纵轴平行，将针体垂直于横突后结节或前结节骨面刺入，将针刀刀刃移至前结节或后结节，在骨面上切割几下，然后令刀口沿前斜角肌纤维的方向垂直切割，出针，按压针孔1分钟。针对椎体病变，给予复位，主要采用旋转复位方法纠正错位椎体，并按揉

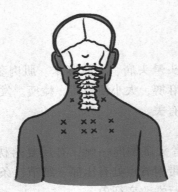

图38 常见压痛点及治疗部位

局部肌肉，给予放松。

操作间隔 一般治疗 1~5 次即可治愈，两次治疗之间应相隔 7 天。

12.2.2 技术二

针刀定点 在移位椎体向外凸出的一侧，取横突末端及病变椎体上、下棘突之间为治疗点。

操作规程 以横突末端体表投影为刺入点，使刀口线与颈椎纵轴平行，针体垂直于横突后结节外侧骨面，缓慢将针刀刺入至骨面，然后将刀口线调转 90°，在横突上下缘切割几下，松开横突间的韧带。

对于病变椎体上、下棘突之间的治疗点，使刀口线与颈椎纵轴平行，针体垂直于后关节突骨面刺入，到达骨面后，将刀刃移至病变的关节囊，再将针刀刀口线调转 90°进行切割，然后出针，按压针孔 1 分钟。

按揉局部肌肉，给予放松，然后给予复位。术者立于患者移位椎体向外凸出的一侧，用同侧的肘关节托起患者头部，防止患者低头，对侧拇指重叠压在移位椎体横突末端，其余四指自然伸开，握住颈部。着力点在移位椎体向外凸出一侧横突上。左右方向来回摇动患者颈椎，当患者颈椎达到最大侧屈位时，术者拇指骤然向对侧推动，可感觉拇指指腹下有弹动感，并听见关节弹响声。

操作间隔 一般治疗 1~5 次即可治愈，两次治疗之间应相隔 7 天。

12.2.3 技术三

针刀定点 在患病椎体棘突上下缘各选一点，左右平开 1.5cm 再各选一点。

操作规程 首先松解棘间韧带，使针刀刀口线与颈椎纵轴平行，将针体垂直后关节突骨面刺入，到达骨面后，将刀刃移至病变关节囊，再将刀口线调转 90°

进行切割。如果有黄韧带肥厚，应该在松解棘间韧带的同时，切割黄韧带，左右各 2~3 刀。

按揉局部肌肉，给予放松，然后给予复位。先给予患者颈椎牵引，术者双手握住患者颈部，双手拇指顶住患者向后移位的椎体棘突，然后来回摇动颈部 3~5 次。在头颈被推到后伸位时，加大拇指的力量，将头颈推到过伸位，然后再将头颈拉到最大屈曲位，加大双食指向后拉的力，使头颈过屈，这样关节就得以复位，在此过程中，切忌用蛮力，必须使用巧劲，这样既能起到治疗作用，又能保证安全。

操作间隔　一般治疗 1~5 次即可治愈，两次治疗之间应相隔 7 天。

12.2.4 技术四

针刀定点　在枢椎和第 3 颈椎棘突间取治疗点。

操作规程　松解第 2、3 颈椎棘间韧带。使刀口线与颈椎纵轴平行，进针松解剥离，然后出针，按压针孔 1 分钟。采用复位手法整复，在牵引状态下，术者双手拇指叠压枢椎棘突，前后晃动颈椎 3~4 下，当患者颈椎呈最大后仰位时，双手拇指骤然加力向前推动，可听见关节弹响声。

操作间隔　一般治疗 1~5 次即可治愈，两次治疗之间应相隔 7 天。

13 枕大神经卡压综合征

13.1 概述

13.1.1 概念

枕大神经卡压综合征是由于外伤、劳损或炎性刺激等原因导致局部软组织痉挛、渗出或粘连，刺激、卡压或牵拉枕大神经，引起头枕顶放射痛为主要表现的一种临床常见病。

枕大神经发自颈 2 神经后支，绕寰枢关节后向上行，在枕外隆凸旁、上项线处，穿过半棘肌及斜方肌止点及其筋膜至颈枕处皮肤。枕大神经的分支较多、较大并相互交织成网状，分布于颈枕部皮肤。

13.1.2 病因病机

(1) 中医病因病机

枕大神经卡压综合征属于中医学中"头痛"的范畴。从中医学来看，其病因主要是六淫之邪侵袭太阳经，循经上行，使清阳之气受阻，气血不畅，阻遏经络，而致头痛；或内伤诸疾，导致气血逆乱，瘀阻经络，脑失所养，而致头痛。

1) 外感：多因起居不慎。风邪夹寒、夹湿或夹热所致。外感风寒，邪袭上扰络脉，气血不和，络脉瘀滞不通而痛；或感风热，风挟热邪，火炽上炎，气血逆乱而痛；或感风湿，风挟湿邪，清阳不升，浊阴不降而致头痛。

2) 内伤：包括痰浊头痛、肝阳头痛、血瘀头痛、虚损头痛。历代医家对头痛的发病原因皆认为主要是由于肝、脾、肾等脏腑功能失调，风袭脑络，痰浊阻滞，瘀血阻络，阻滞气机，使气血运行不畅，筋脉失养，不通则痛，不荣则痛。

(2) 西医病因病机

枕大神经是颈 2 神经后支的内侧支，穿过头半棘肌，在斜方肌深面潜行 2.5cm 后穿出斜方肌肌腱膜及深筋膜至枕部皮肤，支配枕部、颈部和头顶直达冠状缝的皮肤。穿出的部位有大量的腱膜纤维和筋膜缠绕枕动静脉和神经。寰枢椎和寰枢关节活动度较大且椎间孔较狭窄，颈 2 神经在此处容易受到刺激或卡压，引起周围组织痉挛、渗出或粘连，诱发以枕大神经痛为主的综合征（图39）。

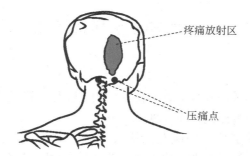

疼痛放射区

压痛点

图 39　枕大神经的压痛点及其疼痛放射区示意图

13.1.3　临床表现

患者可见头枕顶放射痛，疼痛性质多呈自发性针刺样疼痛，可伴有血管样跳痛、头晕、恶心、呕吐等症状。疼痛区主要位于一侧的枕下并向枕上头顶蔓延，甚至可波及前额及眼眶区。枕大神经卡压综合征常因头部运动而诱发，亦可因头部疼痛或咳嗽用力诱发。由于颈肌紧张，患者多处于强迫头位；乳突与枢椎棘突间连线的中点（相当于风池穴处）有压痛，上位颈椎棘突或棘突旁有压痛并放射至头顶及前额部；枕部皮下可触及结节性压痛，偶见枕大神经支配区有感觉障碍，少数病程较长者有脱发现象。

13.1.4　临床诊断

（1）中医诊断

1）患者多因起居不慎，感受风、寒、湿、热等邪气。

2）患者主要以太阳经头痛为主，但也可出现阳明、少阳、厥阴等头痛，常因头部运动或咳嗽等诱发。风池穴处和颈部压痛明显。

（2）西医诊断

1）长期低头伏案工作，有颈肩部受凉史。

2）枕大神经支配区疼痛症状，常表现为头枕顶放射痛，颈肌紧张强迫头位，乳突与枢椎棘突间连线的中点（相当于风池穴处）有压痛，临床上需与落枕相鉴别。落枕患者无颈项部外伤史，晨起时感到一侧或双侧颈项部疼痛，活动困难，头歪向患侧，颈部活动时疼痛加重，有时可牵涉肩背部。胸锁乳突肌呈痉挛状态。

3）手法触诊检查有颈2棘突偏歪。

4）颈椎X线平片检查，多数患者有寰枢椎旋转移位的征象（寰枢关节侧方间隙不等宽）。

13.2 小针刀技术在枕大神经卡压综合征中的应用

13.2.1 技术一

针刀定点 枕外隆凸与左侧乳突连线的内1/3处（即枕大神经穿出皮下处）、枕外隆凸与右侧乳突连线的内1/3处。

操作规程 患者俯卧，松解左侧枕大神经穿出皮下的卡压处。术者手持针刀，使刀口线与人体纵轴一致，将刀体向脚侧倾斜45°并与枕骨垂直，押手拇指贴在上项线进针刀点上，从押手拇指的背侧进针刀，针刀到达上项线骨面后，调转刀口线90°，铲剥2~3刀，范围不超过0.5cm。出刀，按压刀口3~5分钟，以防止出血或引起血肿。松解右侧枕大神经穿出皮下的卡压处，方法与上面相同。需要注意的是，在做针刀松解时，针刀体应向脚侧倾斜，与纵轴呈45°角，与枕骨面垂直，不能与纵轴垂直，不然会有刺伤椎管的危险（图40）。

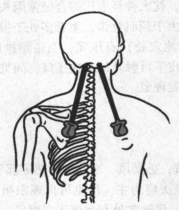

图40 枕大神经针刀松解示意图

术后，给予手法调整治疗。患者俯卧位，一助手牵拉双侧肩部，术者正对患者头顶站立，右肘关节屈曲并托住患者下颌，左手前臂尺侧压住患者枕骨，随颈部的活动施按揉法。然后提拿两侧肩部，并从患者肩至前臂反复揉搓几次。

操作间隔 一般1~2次即可治愈，治疗间隔时间为7天。

14　前斜角肌综合征

14.1　概述

14.1.1　概念

前斜角肌综合征是指由各种原因引起的前斜角肌水肿、增生、痉挛并上提第一肋，导致斜角肌间隙狭窄，从而卡压穿行其间的臂丛神经及锁骨下动静脉而引起一组血管、神经受压的相应临床综合征。临床中多与颈椎病同时出现，主要与该肌肉的解剖特点及神经支配有关。本病好发于 30 岁左右的妇女。

前斜角肌起于第 3~6 颈椎横突前结节，其肌纤维向前外下方止于第 1 肋骨上面的斜角肌结节，其止点附着处的后缘和第 1 肋骨上面构成一个锐角，其抵止部附近为腱组织，膈神经紧贴前斜角肌前面下行。中斜角肌起于第 2~6 颈椎横突后结节，其肌纤维向外下方止于第 1 肋骨上面锁骨下动脉沟后方的骨面。后斜角肌起于第 4~6 颈椎横突后结节，其肌纤维向下止于第 2 肋外面。前斜角肌的后缘、中斜角肌的前缘以及第 1 肋骨的上面共同围成的三角形间隙称为斜角肌间隙，该间隙有臂丛和锁骨下动脉越过，而锁骨下静脉则在前斜角肌的前方跨过第 1 肋骨的上面（图 41）。

14.1.2　病因病机

（1）中医病因病机

前斜角肌综合征属于中医肩臂劳损的范畴，中医认为疾病的发生与先天禀赋不足、疲劳、肝肾久亏等因素有关，因积累性劳损或感受风寒而诱发，使经络受阻、气血不行，为肿为痛，以致造成经筋萎软松弛、肩部下垂。

（2）西医病因病机

本病与神经血管束通过斜角肌构成的三角间隙有关。如果神经血管束受压会产生斜角肌综合征。

1）先天性畸形：前中斜角肌融合成为一块，因此臂丛必须劈开前中斜角肌的纤维才能穿过。高位第 1 肋、高位胸骨等有可能刺激支配前斜角肌的神经，引起斜角肌痉挛而压迫锁骨下动脉和臂丛。

2）前斜角肌肥大：可以是原发的，也可以是继发于臂丛受刺激而引起的前

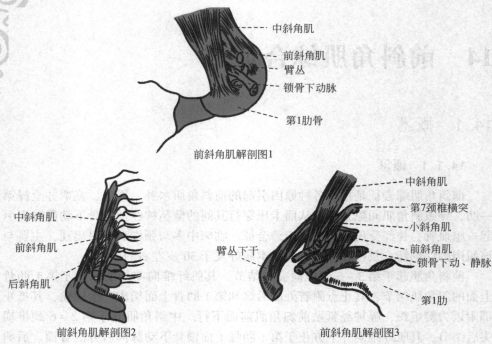

图41 前斜角肌解剖图

斜角肌痉挛。如第7颈椎横突过长或有颈肋的刺激压迫，引起前斜角肌痉挛或炎症，影响臂丛神经、血管而出现症状。

3）前斜角肌的附着点靠外造成三角间隙的狭窄。

4）颈部过度旋转，前斜角肌受到牵拉损伤引起的痉挛压迫神经血管，神经受到刺激后又可能加重斜角肌的痉挛，导致第1肋被抬高，斜角肌三角间隙变窄，再度卡压血管神经，形成恶性循环。

14.1.3 临床表现

前斜角肌症状群多发生于中年人，女性多于男性、右侧多于左侧，多单侧发病。多数患者有受牵拉的外伤史，颈部前斜角肌局部疼痛，锁骨上窝稍显胀满，可摸到紧张肥大而坚韧的肌腹，患肢有放射性疼痛和麻木触电感，以肩、上臂内侧、前臂和手部的尺侧及小指、无名指最为明显，有的患处有麻木、蚁行、刺痒感等，高举患肢可减轻症状，如用力牵拉患肢则症状感觉明显加重。后期有受累区及手部肌肉萎缩、肌力减退，皮肤感觉丧失。此外，可有动脉受压症状，如患肢发凉、发绀或苍白，上肢无力有疲劳感，上举困难。患肢脉搏减弱，血压降低。少数患者偶有交感神经刺激症状，如瞳孔扩大，面部出汗，患肢皮温下降等，甚至出现霍纳征。

14.1.4　临床诊断

（1）中医诊断

1）患肢疼痛、麻木、感觉异常。

2）患者高举症状减轻、向下牵拉症状加重。

3）患者长时间处于劳损状态，平时气血亏虚。

（2）西医诊断

1）臂丛神经受压症状，患肢有放射性疼痛和麻木触电感。

2）在颈前即可摸到紧张、肥大而坚韧的前斜角肌肌腹，局部有明显压痛，并向患侧放射。

3）局部及患肢的疼痛症状，即高举患肢症状减轻，向下牵拉患肢症状明显加重。

4）Adsom 试验阳性：触摸桡动脉搏动时，嘱患者挺胸，头部后伸并转向患侧，深吸气时有减弱或消失即为阳性。

5）臂丛神经牵拉试验阳性，肋锁操作试验阳性。

6）肱三头肌肌腱反射减弱。

7）X 线片显示：第 7 颈椎横突过长，或横突外有游离的肋骨。锁骨或第 1 肋畸形及颈椎是否退变。

14.2　小针刀技术在前斜角肌综合征中的应用

14.2.1　技术一

针刀定点　颈椎横突末端压痛点、第 1 肋骨上缘压痛点。

操作规程　患者仰卧位，头转向健侧。①松解颈椎横突末端压痛点。术者立于患者头侧床头，左手从颈侧点按颈椎横突末端，以压痛酸胀明显的位置作为针刀的定点。左手拇指加压分剥横突前的血管、神经直达骨面。针体与左手拇指的用力方向一致，使刀口线与颈椎纵轴平行，垂直皮肤刺达横突骨面，然后将刀刃探至前结节，当手下感到前结节肌肉坚硬或痉挛时，将刀口线调转 45°即垂直前斜角肌纤维方向纵疏横剥 2～3 刀，刀刃紧贴前结节骨轻剥几下出针（图 42）。②松解第 1 肋骨上缘压痛点。患者仰卧位，刀体与皮肤垂直，刀口线与肌肉方向一致。在第 1 肋骨上缘找到压痛点，然后从胸部垂直第 1 肋骨刺入至骨面，摸索至肋骨上缘，患者无剧痛、麻木感，在酸胀明显处，垂直前斜角肌纤维方向切 2～3 刀，然后出针，按压针口 1 分钟。

操作间隔 每两次治疗间隔 7 天，直至疾病痊愈。

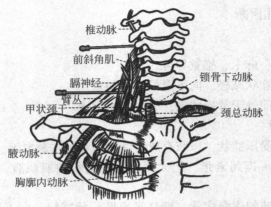

椎动脉
前斜角肌
膈神经
臂丛
甲状颈干
腋动脉
胸廓内动脉
锁骨下动脉
颈总动脉

图 42 针刀松解前斜角肌综合征示意图

14.2.2 技术二

针刀定点 前斜角肌病变的筋膜部位、第 1 肋骨上缘压痛点。

操作规程 患者仰卧位。①松解前斜角肌病变的筋膜部位。术者坐于患侧，以左手拇、示、中指将病变前斜角肌捏住，使针刀刀口线与前斜角肌纤维方向一致，针体与皮肤表面垂直，然后刺入，将左手中指垫于前斜角肌侧后，引导针刀到达病变部位。纵切数刀外围的筋膜，然后纵行疏通剥离，如果有痉挛之肌纤维，将刀口调转 90°切割 2~3 刀。②松解第 1 肋骨上缘压痛点。患者仰卧位，刀体与皮肤垂直，刀口线与肌纤维方向一致。在第 1 肋骨上缘找到压痛点，然后从胸部垂直第 1 肋骨刺入至骨面，摸索至肋骨上缘，患者无剧痛、麻木感，在酸胀明显处，垂直前斜角肌纤维方向切 2~3 刀，然后出针，按压针口 1 分钟。

操作间隔 每周一次，直至疾病痊愈。

15   小儿先天性斜颈

15.1   概述

15.1.1   概念

小儿先天性斜颈分为两种，一种是先天性骨性斜颈，是在颈椎发育缺陷的基础上发生的，如半椎体畸形所致的斜颈，比较少见；另一种是由一侧胸锁乳突肌纤维化和短缩所致的颈部歪斜畸形，是小儿常见畸形之一。临床上以患侧颈部有一肌性肿块，头向患侧歪斜、前倾，颜面旋向健侧，下颌指向健侧肩部为其特征，久之可使面部变形。

15.1.2   病因病机

（1）中医病因病机

小儿先天性斜颈可归属于中医学"颈筋硬结"、"斜颈"等范畴。中医学认为其主要病理因素是气血瘀滞，经筋挛缩。引起小儿斜颈的病因有内、外两种，其中禀赋不足，颈肌气血瘀滞是产生斜颈的内在因素；孕妇少动及胎儿出生时局部受损是发生斜颈的外在因素。无论是坐卧少动，还是产时受损，都致颈肌局部气血瘀滞，经脉痹阻，络脉不畅，筋肉失于濡养，拘挛收缩，或离经之血瘀积于皮下、腠理之间，瘀血久聚，凝滞不化，以致胸锁乳突肌肿胀变性。

1）孕妇少动：性情怠惰、坐卧少动是导致小儿斜颈的常见原因之一，由于坐卧少动致胎头偏斜，不能及时调整，局部气血瘀阻。

2）娩出受损：小儿出生时因横位、臀位、肥大等原因，使得娩出困难，或产钳、电吸等助产方式，导致颈部局部受损，经脉阻滞，经气失畅，凝聚而成肿块。

（2）西医病因病机

本病的直接原因是胸锁乳突肌的纤维化引起其挛缩与变短，但引起此肌纤维化的真正原因还不清楚，可能的因素有产伤、局部缺血、静脉闭塞、宫内姿势不良、遗传、生长停滞、感染性肌炎或者多种因素混合造成。

1）先天性胸锁乳突肌发育不良，分娩时易被损伤。

2）一侧胸锁乳突肌因产伤致出血，形成血肿后机化，继而发生挛缩。

3）宫内胎位不正：常发生于高龄产妇和臀位，通常认为颈部在宫内扭转，使一侧胸锁乳突肌承受过度的压力，又因宫内体位限制直至分娩，导致局部肌肉的缺血、水肿以致纤维化，致使起于乳突止于胸骨和锁骨的胸锁乳突肌发生挛缩。还有研究结果表明副神经的长期受压加重了胸锁乳突肌的纤维化反应。上述因素都可导致先天性肌性斜颈的形成。

4）受累肌肉组织的病理变化类似感染性肌炎，故推测胸锁乳突肌因产伤引起无菌性炎症，导致肌肉退行性变和瘢痕化，而形成斜颈。

5）动物实验证明胸锁乳突肌的纤维化改变可由静脉阻断产生，因此有人认为此病与出生时胸锁乳突肌内静脉的急性梗阻有关。目前多数学者支持产伤或子宫内位置不良引起局部缺血学说。

6）肌内感染性炎症的后果。

根据小儿先天性斜颈的发病阶段可以分为早期病变和晚期病变两个阶段。

1）早期病变：胸锁乳突肌内肿物，肉眼观察是一软性纤维瘤，显微镜下肿物系由治疗前致密的纤维组织组成，没有出血与含铁血黄素的残迹。

2）晚期病变：肿物已消失，自胸锁乳突肌切下组织在镜下所见为肌肉组织被纤维组织所替代，肌细胞凋亡增多。

15.1.3 临床表现

患儿出生后 7～10 天，一侧胸锁乳突肌中下 1/3 处有肿块隆起，质地坚硬，呈梭形或椭圆形，无压痛，可随胸锁乳突肌的活动而活动。患儿头部偏向患侧，下颏转向健侧。颈部向健侧旋转，活动时稍受限制，以向患侧转动受限为主。随着年龄的增长，挛缩的肌肉日趋严重，畸形更加明显。患儿 3～4 个月后可出现患侧面部肌肉及斜方肌轻度萎缩，眼睛变小，头部倾斜度逐渐增大，较大些的儿童患侧耳朵可接近肩部，脸部明显不对称，斜方肌缩短，从而逐渐导致侧弯畸形。体格检查发现胸锁乳突肌紧张挛缩，头部活动受限，甚至发生智力发育障碍。

15.1.4 临床诊断

(1) 中医诊断

婴儿产后 1～2 周，即发现颈部的一侧有一肿物，头部自然偏向对侧，肿块呈梭状（可细分为枣型、栗型、橄榄型），质硬，不能上下移动，长约 2～3cm，宽约 1～2cm。此时如不及时治疗或治疗不当，会导致颈部乳突肌逐渐挛缩，面部出现畸形、不对称，患侧缩短，患侧眼睛位置稍降低，后头部倾向患侧，下颌突向健侧，颈椎逐渐发生突向健侧的侧弯，若将头部摆正，则患侧胸锁乳突肌绷紧如弓弦，此时面的不对称更趋明显，且随着年龄的增长而加重。

（2）西医诊断

1）患儿可有难产史，特别是臀位牵引史。

2）出生1周后可见胸锁乳突肌有2~4cm的梭形或椭圆形肿块，无压痛，可随肌肉移动，局部颜色正常。

3）斜颈畸形，头部向患侧倾斜，面部则转向健侧。

4）头面五官不对称。健侧面部丰满患侧窄平，双眼不在同一水平线上，甚至眼睛大小不等。

5）患儿一般活动正常，手足活动也正常。

6）晚期颈胸椎代偿性侧弯，双肩高低不一，随年龄的增长畸形逐渐加重。

7）超声可见早期胸锁乳突肌的局部呈梭形肿大，与正常肌纤维连续性好。肿块无包膜，光滑，形态多呈梭形，但亦可不规则，也可出现胸锁乳突肌弥漫性肿大。或者是低回声、混合性回声，个别还可见胸锁乳突肌上增强和减低相间的条纹状回声改变。

8）先天性肌性斜颈应与其他原因所致的斜颈相鉴别，注意排除骨关节疾患或损伤所致的斜颈，通过X线片排除先天性颈椎畸形、颈椎半脱位、高肩胛症、颈椎外伤、结核、类风湿性关节炎等；亦应排除肌炎、淋巴结炎、眼病引起的斜颈，某些神经性疾患和痉挛性斜颈以及姿势异常等引起的斜颈。

15.2 小针刀技术在小儿先天性斜颈中的应用

15.2.1 技术一

针刀定点 胸锁乳突肌起止点，肌腹部的阳性反应点。

操作规程 ①松解胸锁乳突肌肌腹部：在胸锁乳突肌下段的条索、硬结处选取数点（一般3~4个点），术者用押手将肌腹捏起，手持针刀，将针体与体表成15°~20°角斜行刺入、刀口线与肌纤维平行，用通透剥离法。②松解胸锁乳突肌起点：使用Ⅰ型4号针刀，对瘢痕坚硬而且高出皮肤的患者，需要使用Ⅱ型针刀，否则容易引起针刀体断裂或者损伤重要神经血管。一般每个患儿都需要治疗。令患儿取患侧在上的侧卧位，术者手持针刀，在起点处及有压痛、硬结、条索处定若干点进针刀，分别松解该肌的2个起止点，在起点处刺达骨面后，使刀口线与肌纤维垂直，上下切割数刀，出针刀、止血。在有条索、硬结、压痛处，使刀口线和肌纤维平行，纵行切开条索和硬结，然后先纵行剥离，再横行剥离2~3刀出针，止血。③松解胸锁乳突肌止点：使用Ⅰ型4号针刀，体位同上，在止点处的痛点及硬结或条索处定2~3个点。术者手持针刀，将刀口线沿肌纤维平行刺入，刺达乳突骨面，用纵行切开剥离法。

注意：①不同年龄段采取的治疗措施不同。0个月以内的患儿一般不用针刀治疗，仅用轻柔的手法加姿势矫正；5岁以下的患儿可行针刀治疗；5岁以上的患儿随年龄增长，胸锁乳突肌的挛缩及缺血性肌纤维变性加重，针刀治疗的次数会增加，且需同时松解对侧胸锁乳突肌的粘连和瘢痕。②在做肌腹部针刀松解时，应注意不要损伤胸锁乳突肌中段后侧的颈外静脉，具体方法是在针刀定位时，用手指按压锁骨上窝，显露颈外静脉在胸锁乳突肌中段后侧的充盈程度，用甲紫标出静脉走行方向，针刀松解时避开血管走行路径即可。

操作间隔 对挛缩明显的患者，由于肌腹部的粘连瘢痕较多，可分次在不同平面多点对肌腹部的病变进行整体松解。每次松解2~3个点，每5~7天松解1次，最多不超过4次。每次进针刀位置与上次进针刀位置间隔0.5cm，松解方法与第一次针刀松解方法相同（图43）。

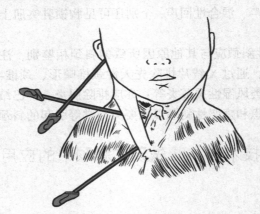

图43 针刀松解示意图

16 肱骨内上髁炎

16.1 概述

16.1.1 概念

肱骨内上髁炎俗称高尔夫肘，是指肘关节内侧的肌腱发炎疼痛。疼痛的产生是由于负责手腕及手指背向伸展的肌肉重复用力而引起的。患者会在用力抓握或提举物体时感到肘部内侧疼痛。肱骨内上髁部是前臂伸肌群的起点（图44），该病症是由于肘、腕反复用力、长期劳累或用力过猛过久，使前臂伸肌总腱在肱骨内上髁附着点处受到反复的牵拉刺激造成该部组织部分撕裂、出血、扭伤而产生的慢性无菌性炎症。该病好发于矿工及用肘部支撑用力的工种。故又称"矿工肘"。

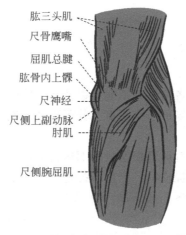

图44　肱骨内上髁周围的肌肉组织结构

16.1.2 病因病机

（1）中医病因病机

中医学认为本病多由气血虚弱，血不荣筋，肌肉失于温煦，筋骨失于濡养；或是损伤后瘀血留滞，气血运行不畅，经络不通；或是感受风、寒、湿邪，外邪注于肌腠经络，留滞于关节筋骨，导致气血瘀阻而发为风寒湿痹等原因所致。

（2）西医病因病机

1）急性损伤，常因局部受到直接的撞击伤，如跌仆时肘后方直接着地等，引起肱骨内上髁处的屈肌总腱和旋前圆肌腱起点部位部分断裂产生急性的创伤性炎症反应。滑囊充血水肿，渗出积液使滑囊膨胀隆起明显，液体多为血性。

2）慢性劳损，鹰嘴突处常因受到反复的机械性的摩擦刺激，如矿工及肘部支撑用力的工种，导致局部产生慢性的创伤性炎症。多表现于皮下滑囊无菌性炎症，可使滑囊肥厚，滑膜充血、水肿、增生、纤维化，形成瘢痕、粘连、肌挛缩，引起顽固性疼痛。也可挤压尺神经皮支，引起疼痛。

16.1.3 临床表现

肘关节内侧疼痛，病情时轻时重。疼痛为持续性，呈钝痛、酸痛或疲劳痛。疼痛可放射到前臂内侧。严重时握力下降，拧毛巾时疼痛尤甚，是该病的特点之一。

慢性劳损肿物渐起，多在尺骨鹰嘴部位，呈现圆形或椭圆形肿胀，大小不等，小者直径 1 ~ 2cm，大者达 5 ~ 6cm，肿块可以活动，质软，有轻度波动感，伴压痛，皮色大都不红。囊内抽出液体为无色清亮黏液。患肢无力，屈肘轻度受限。

16.1.4 临床诊断

（1）中医诊断

1）有急性损伤史或者慢性劳损病史以及曾经感受风寒湿邪。

2）肱骨内上髁部，局部压痛明显，并可出现放射痛，还可触及局部肿块。

（2）西医诊断

1）多见于青壮年，有肘部损伤或肘部慢性劳损史。

2）握物无力，不能提重物，严重者拧毛巾、扫地等小动作均觉痛。

3）肱骨内上髁处有疼痛及压痛。有时可在肱骨内上髁处触及黄豆大小的硬性结节。

4）肘关节屈曲和前臂用力旋前时疼痛加剧。

5）密耳（Mills）试验阳性：肘伸直，握拳、屈腕。然后将前臂旋前，能诱发肘内侧剧痛者为阳性。

6）X 线片检查能排除感染、损伤、结核及肿瘤等疾病。

16.2 小针刀技术在肱骨内外上髁炎中的应用

16.2.1 技术一

针刀定点 肘关节内侧敏感压痛点

操作规程 将肘关节伸展，掌面朝上，平放于治疗桌面上，在肱骨内上髁处常规消毒后，以肘关节内侧的压痛点为进针刀点，使小针刀刀口线和屈肌肌腱走向平行，针体和进针点与骨平面垂直，注意不要伤及尺神经，刺达骨面后，先用纵行疏通剥离法施术，再用切开剥离法，如有瘢痕结节，需做切开剥离。然后出针，按压针孔1分钟。

术后，给予手法治疗，用推、按、擦法作用于肩前部肱二头肌长腱处，或于局部轻轻弹拨。令患者屈曲肘关节，医生握住患肢腕上部做对抗牵拉，将患肢拉至伸直位。

操作间隔 一般 1~2 次即可痊愈，日间间隔一周。

17 肱骨外上髁炎

17.1 概述

17.1.1 概念

肱骨外上髁炎，又名肘外侧疼痛综合征，是指因急慢性损伤而致的肱骨外上髁周围软组织的无菌性炎症。以肘关节外侧疼痛，用力握拳及前臂作旋前伸肘动作时可加重，局部有多处压痛，而外观无异常为主要临床表现。本病名称较多，还有肱桡关节滑囊炎、桡侧伸腕肌起点损伤等称谓。因网球运动员好发，故又名网球肘。

17.1.2 病因病机

（1）中医病因病机

肱骨外上髁炎属中医学中"伤筋"、"肘痛"等范畴。中医学认为系由肘部外伤、劳损或外感风寒湿邪致使局部气血凝滞，络脉瘀阻而发为本病。

中医学认为本病多由气血虚弱，血不荣筋，肌失温煦，筋失濡养，加上前臂伸肌联合总腱在肱骨外上髁处长期反复牵拉刺激所致。损伤后瘀血留滞，气血运行不畅或陈伤瘀血未去，经络不通。或是久居潮湿之地，贪凉露宿，从而感受风、寒、湿邪，外邪注于肌腠经络，留滞于关节筋骨，导致气血痹阻而发为风寒湿痹，发为本病。

（2）西医病因病机

1）发病原因与职业有关系。主要是发生在有反复用力伸腕活动的职业，如乒乓球运动员，网球运动员，泥瓦工，理发员，会计，以及偶然从事单纯收缩臂力活动工作的人，都会引起附着于肱骨外上髁部肌腱或筋膜的慢性劳损。

2）起于肱骨外上髁部的有桡侧腕长伸肌、桡侧腕短伸肌、肱桡肌、旋后肌等，主要功能为伸腕，伸指，其次是使前臂旋后。然而腕背伸或前臂旋后过度都会使附着于肱骨外上髁部的腕伸肌腱和筋膜受到牵拉而致伤。肌纤维在外上髁部分的撕脱，长时间的刺激，会导致肉芽组织水肿或发生持续撕裂，轻微出血，修复过程中的机化，粘连、肥厚、结瘢，刺激或压迫了从伸肌总腱穿过的细小神经血管束而产生症状。

17.1.3　临床表现

肘外侧酸痛为主要症状。多起病缓慢，症状往往逐渐出现，也可由于用力不当突然诱发，逐渐加重，初始为做某一动作时肘外侧疼痛，休息后缓解，以后疼痛为持续性。其疼痛在进行旋转背伸、提拉、端、推等动作时更剧烈，如拧毛巾、扫地、端茶壶、倒水等。一般在肱骨外上髁部有局限性压痛点，压痛可向桡侧伸肌腱总腱方向扩散，局部无红肿现象，肘关节屈伸活动一般不受影响，但有时前臂旋前或旋后时局部疼痛，晨起时关节有僵硬现象，因患肢在屈肘，前臂旋后位时疼痛常缓解。

17.1.4　临床诊断

（1）中医诊断

1）肘部有感受风、寒、湿邪气病史。

2）肘外侧疼痛呈持续渐进性发展，晨起时关节有僵硬现象、前臂无力、握力减弱，肘关节活动不受限。

（2）西医诊断

1）肘部或有轻微外伤史，多有前臂伸肌群反复牵拉刺激的劳损史。

2）肱骨外上髁的伸肌总腱汇聚处有明显压痛，在压痛部位可触摸到增厚、变硬的片状块病灶。

3）密耳（Mills）试验阳性：即肘、腕、指屈曲，前臂被动旋前并逐渐伸直时，肱骨外上髁处出现疼痛。局部无红肿，肘关节屈伸活动一般不受影响，肘外侧疼痛，局部压痛明显，轻者不敢拧毛巾，重者提物有突然"失力"现象，密耳（Mills）试验阳性，即可成立诊断。

4）X线检查：一般无异常。晚期时肘关节 X 线片可偶见钙化阴影或肱骨外上髁粗糙等。

17.2　小针刀技术在肱骨外上髁炎中的应用

17.2.1　技术一

针刀定点　肱骨外上髁敏感压痛点（图45）。

操作规程　将肘关节屈曲90°平放于治疗桌面上，在肱骨外上髁处常规消毒后，使小针刀刀口线和伸腕肌纤维走向平行后再刺入肱骨外上髁皮下，将针体和桌面垂直，先用纵行疏通剥离法，再用切开剥离法，将锐边刮平，然后使针身与桌面呈45°角左右，用横行铲剥法使刀口紧贴骨面剥开骨突周围软组织粘连，再疏通一下伸腕肌、伸指总肌、旋后肌肌腱等，然后出针，按压针孔 1 分钟。

术后，给予手法治疗，用推、按、擦法作用于肩前部肱二头肌长腱处，或于局部轻轻弹拨。令患者屈曲肘关节，医生握住患肢腕上部做对抗牵拉，将患肢拉至伸直位。

操作间隔　每周一次，直至疾病痊愈。

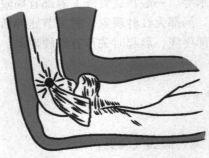

图 45　肱骨外上髁压痛点

18　旋前圆肌综合征

18.1　概述

18.1.1　概念

旋前圆肌综合征是指正中神经在前臂经过时被损伤变性的旋前圆肌弓、指浅屈肌弓所刺激或卡压而产生的一系列神经运动、感觉和自主神经营养功能障碍的临床症状。正中神经在肘部肱二头肌腱膜近侧的最内侧，紧挨着肱动脉和肱二头肌腱，在前臂近 1/3 处支配旋前圆肌、桡侧腕屈肌、掌长肌、指浅屈肌（图46）。其发病年龄多在 50 岁左右，男女之比约为 3∶1。

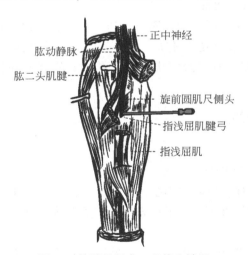

图46　前臂的肌肉、血管和神经

18.1.2　病因病机

（1）中医病因病机

中医认为本病发病原因与风、寒、湿等外邪关系密切。该症属于"伤筋"范畴，因局部劳作过度，积劳伤筋，或感受寒凉，致使气血凝滞，筋脉拘急，导致疾病的发生。

（2）西医病因病机

由于正中神经通过旋前圆肌或指浅屈肌时神经受到卡压所致。因外力撞击前臂掌侧，或握拳突然内旋屈曲前臂，使旋前圆肌浅头拉伤，水肿、痉挛刺激正中神经。手指与前臂反复屈曲内旋工作的人，反复屈指使指浅屈肌不断收缩而劳损，反复内旋前臂，造成旋前圆肌慢性损伤，使其肌腹痉挛或肥厚，诱发周围组织炎性水肿刺激正中神经。另外起自尺骨的桡侧腕屈肌的副腱或旋前圆肌至指浅屈肌的异常纤维束，妊娠和内分泌紊乱均可导致本病的发生。

18.1.3 临床表现

旋前圆肌综合征发病年龄多在 50 岁左右，女性患者多于男性。早期症状比较复杂，从确诊到治疗的时间往往达 9 个月至 2 年。

1）疼痛：前臂近端疼痛，以旋前圆肌区疼痛为主，抗阻力旋前时疼痛加剧。疼痛可向肘部、上臂、手掌放射，也可向颈部和腕部放射。

2）感觉障碍：手掌桡侧和桡侧 3 个半手指麻木，但感觉减退比较轻，反复旋前运动可使感觉减退加重。

3）肌肉萎缩：手指不灵活，拇、食指捏力减弱，拇、食指对指时拇指的掌指关节、食指的近节指间关节过屈，而远节指间关节过伸，鱼际肌有轻度萎缩。写字无力或握笔不稳，有的患者出现失手落物，患肢喜暖怕凉，皮肤粗糙，少汗。该病常反复发作。

18.1.4 临床诊断

（1）中医诊断

1）有外伤史和劳损史。

2）前臂近端疼痛，以旋前圆肌区疼痛为主，可向肘部、上臂、手掌放射。

3）手掌桡侧和桡侧 3 个半手指麻木，严重者伴有鱼际肌萎缩。

（2）西医诊断

1）正中神经激发试验阳性，正中神经支配的手内在肌和前臂肌肉均感无力，痛觉障碍（图47）。

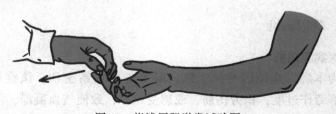

图47 指浅屈肌激发试验图

2）前臂掌侧上 1/3 处旋前圆肌及其周围压痛，变硬或明显肥大。该处 Tincl 征阳性（轻轻叩击或压迫神经损伤部位时，有向该神经支配区放射的麻痛感，有时也能出现向近端的放射），且阳性率较高，该症状常于发病 4～5 个月后出现。

3）抗中指指浅屈肌屈曲试验阳性（中指抗阻力屈曲诱发疼痛加剧或手部桡侧三个半手指麻木感加重）

4）X 线片排除前臂骨折。

5）电生理检查显示前臂运动神经从旋前圆肌处开始传导速度下降。

18.2 小针刀技术在旋前圆肌综合征中的应用

18.2.1 技术一

针刀定点 正中神经循行线上的压痛点、肱骨骨内上髁。

操作规程 患者仰卧位，患肢掌面朝上，肘及前臂下垫枕，平放于体侧。①松解正中神经循行线上的压痛点时，左手放在患肢桡侧。拇指放于压痛点及软组织变性处向下掐压，将针体垂直于皮肤，刀口线与正中神经纤维方向一致，即与上肢纵轴平行，针体贴左手拇指指甲进刀，迅速刺破表皮，然后缓慢入内，患者若无剧烈麻木、触电感，可纵疏横剥 5～10 刀，如果有剧烈麻木、触电感，应立即退针，上述症状说明是碰见正中神经了，应该从侧方进针，做纵疏横剥手法 2～3 下，然后出针。②松解肱骨内上髁。使刀口线与局部纤维方向一致，将针体垂直骨面刺入，到达骨面后，纵行疏通，横行摆动，若有硬结和条索，可切割松解。

针刀术后，给予相应的手法治疗。令患者握紧拳，内旋前臂，屈肘，术者对抗下压患者前臂几下。

操作间隔 每周一次，直至疾病痊愈。

18.2.2 技术二

针刀定点 正中神经循行线上的压痛点、尺骨冠突部压痛点。

操作规程 患者仰卧位，患肢掌面朝上，肘及前臂下垫枕，平放于体侧。①松解正中神经循行线上的压痛点时，左手放在患肢桡侧。拇指放于压痛点及软组织变性处向下掐压，使针体垂直于皮肤，刀口线与上肢纵轴平行，针体贴左手拇指指甲进刀，然后缓慢入内，患者如果有剧烈麻串、触电感，应立即退针，上述症状说明是碰见正中神经了，应该从侧方进针，做纵疏横剥手法 2～3 下，然后出针。若无剧烈麻串、触电感，可纵疏横剥 5～10 下。②松解尺骨冠突部压痛。使刀口线与局部纤维方向一致，将针体垂直骨面刺入，到达骨面后，纵行疏通，横行摆动，若有硬结和条索，可切割松解。

操作间隔 每周一次，直至疾病痊愈。

19 肱二头肌短头肌腱炎

19.1 概述

19.1.1 概念

肱二头肌短头肌腱炎在肩部软组织损伤疾患中发生率比较高，是由于上肢长期频繁的伸屈、后旋而致劳损，局部瘢痕粘连而引起肌腱部位变性形成的一种无菌性炎症。临床上以肱二头肌短头肌腱及喙肱肌受到牵拉刺激所引起的局部充血、水肿、纤维化、粘连为主要病理表现，又称"肱二头肌短头肌腱炎"。临床以肩部疼痛、活动功能障碍为其主要特征。治疗不当可诱发肩关节粘连。

19.1.2 病因病机

(1) 中医病因病机

1) 外伤劳损肘关节屈曲位。肱二头肌处于收缩时，肩关节过度外展、后伸，或遭受外力伤害，导致肱二头肌短头肌腱喙突附着处发生撕裂，继而出现充血、水肿、粘连等变化，发为本病。

2) 肝肾亏损，气血不足。随着年龄的增长，肝肾精气衰退，气血不足，肩关节周围气血运行较差，肱二头肌短头肌腱失于濡养；或者肱二头肌短头肌腱本身退变或邻近骨质退变，长期活动使肌腱与粗糙的骨质发生摩擦，日久而发本病。

3) 外感风寒。肩部感受风寒，肱二头肌短头肌腱气血迟滞，瘀结不通，不通则痛而发本病。

(2) 西医病因病机

肱二头肌短头肌腱炎是由于上肢长期频繁的伸屈、后旋而致劳损，局部瘢痕粘连而引起肌腱部位变性形成的一种无菌性炎症。肱二头肌短头起自肩胛骨喙突尖部，喙肱肌上面，胸小肌的外侧，在肱骨下 1/3 处与肱二头肌长头肌腹融合（图48）。肱二头肌短头和喙肱肌的作用和活动方向不是同步、一致的。喙肱肌主要功能是内收屈臂向前，而肱二头肌是屈肘，使前臂旋后，因此两者经常交错摩擦而损伤；另一方面若遇到突然屈肘，后旋前臂的动作也易损伤肌腱；或有明显外伤史直接作用于肌腱部位，均可致局部瘢痕粘连，血运和体液新陈代谢障碍，引起肌腱部位的变性。肱二头肌短头肌腱比长头肌腱短而粗，几乎参与肩部的所有活动，但其肌腱周围缺乏腱鞘、韧带等保护性装置，并与肱二头肌肌腹的走行不在同一轴线上，因此容易受到急、慢性损伤。

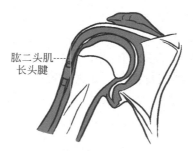

肱二头肌
长头腱

图 48　肱二头肌解剖示意图

19.1.3　临床表现

本病主要表现为肩部喙突处疼痛，也可蔓延到全肩部，肩关节外展后伸时疼痛加剧，内收、内旋时疼痛可以缓解，随着疼痛的发展，肩关节逐渐僵硬，活动功能障碍，外展、后伸及旋后摸背功能受限。

19.1.4　临床诊断

（1）中医诊断

1）肩部有外伤、劳损或感受风寒病史。

2）肩部前内侧疼痛，初起为阵发性，逐渐加重变为持续性。昼轻夜重，甚则痛不能眠。在肩部劳累、受寒、受压、被动牵拉时，疼痛加重。

3）肩关节前屈、外展、外旋、后伸活动受限。

（2）西医诊断

1）肩部有急慢性损伤史。

2）肩前部肌肉僵硬，在肩胛骨喙突部可找到相应的压痛点。

3）患肩被动运动，尤其在肩关节进行前屈、外展、外旋、后伸等活动时，可使局部疼痛加重。

4）肩关节抗阻力前屈内收、肘关节抗阻力屈曲、前臂抗阻力旋前试验阳性。

5）X线检查多数患者无异常所见。少数病程长、病情重者，可见肱二头肌短头肌腱密度增高并有点状钙化影。

6）注意和肩周炎及肩部其他软组织损伤疾患相鉴别。

19.2 小针刀技术在肱二头肌短头肌腱炎中的应用

19.2.1 技术一

针刀定点 喙突压痛点处。

操作规程 上肢和躯干呈30°角，沿刀口线和肱二头肌短头走向平行刺入，到达骨面后先纵行疏通，再横行剥离，如瘢痕较重，可切开剥离2刀。

操作间隔 一般1~2次即可痊愈。

20 肘管综合征

20.1 概述

20.1.1 概念

肘管综合征指尺神经在肘部被卡压而引起的一系列症状和体征。肘管是由内上髁，尺骨鹰嘴和附着在其上的尺侧腕屈肌腱弓共同构成的骨纤维性管道，随着肘关节的屈伸活动，该纤维膜弓的松紧也相应变化，伸肘时松弛，肘管增大，屈肘时紧张，肘管变小。由于各种原因如肘部劳损，管内组织肿胀，腱弓肥厚；肘部骨折，骨块突入肘管；退变增生；新生物压迫等均可使管腔变小，使走行在其中的尺神经受压而产生本病（图49）。该病多发病缓慢、隐蔽。临床中常被误诊为颈椎病，胸廓出口综合征等，即使诊断明确，常规保守治疗亦无明显疗效。

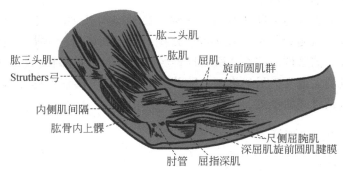

图49 尺神经在肘管潜在的卡压点

20.1.2 病因病机

（1）中医病因病机

中医学认为此病为"肘劳"，其主要是长期持重物等导致肘部劳损，加之感受风寒湿邪，使局部气血不通，发为疼痛。

（2）西医病因病机

最主要的病因是尺侧腕屈肌的弓状结构下尺神经受压。急性外伤引起的骨折、关节外翻等，肘关节屈曲、弓状韧带拉紧、肘管相对狭窄，尺神经受压或磨损，导致尺神经水肿、充血及周围组织粘连，日久使肘管绝对狭窄；肘关节手术后，屈肘位固定时间过长，引起周围软组织变性粘连，挤压尺神经。

需要长期连续屈肘运动的劳动者，如矿工、运动员等，其尺神经在肘管内随着关节的屈伸而来回滑动，伸缩和侧向移动，若长期反复活动，可造成尺神经损伤。肘关节若过度的牵伸，尺神经内的滋养血管也将被牵伸，血管腔将变窄，可造成尺神经缺血、缺氧、水肿，轻则发生神经内纤维变性，重则引起神经坏死；在屈肘时，肘管出口处的底层可因关节囊和内侧副韧带的绷紧而抬高，使出口变窄而压迫尺神经。

20.1.3 临床表现

本病多见于中年人尤其是屈肘工作者如键盘操作者、乐器演奏者、投掷运动员，以及枕肘睡眠者。

患者可因尺神经受卡压的轻重及病程的长短不同而表现为疼痛和一系列尺神经功能受损的症状。疼痛位于肘内侧，亦可放射至环指小指或上臂内侧，疼痛的性质为酸痛或刺痛。感觉症状先表现为环指、小指的刺痛、烧灼感，随后感觉减退，最终发展到感觉丧失。运动症状有手部活动不灵活、抓捏无力，手内在肌及小鱼际肌萎缩，形成爪形手。

检查时可见肱骨内上髁或其后方压痛，尺神经沟处 Tinel 征阳性，表现为在肘管上、下各 2cm 处轻轻叩击尺神经，疼痛可放射到环指、小指。有的患者屈肘时可扪及尺神经前脱位，但并非所有尺神经前脱位的患者都有症状。两点间距离辨别力减弱或消失通常为最早表现。随着病情的进展可出现抓捏无力、夹纸力减弱，小鱼际肌及骨间肌萎缩，爪形手。

20.1.4 临床诊断

（1）中医诊断

长期从事屈肘工作的人，气血运行不畅、经脉失养，出现环指、小指疼痛、麻木感或手部肌肉萎缩、抓捏无力等症状。

（2）西医诊断

1）慢性劳损史，肘关节外伤史、手术史。

2）发病多在 50 岁左右，男性多于女性，症状呈渐进性加重。

3）屈肘试验阳性：患者上肢自然下垂，患侧上肢屈曲 120°，保持 3 分钟，出现或加剧尺侧一个半手指的麻木或异常感者为阳性。

4）在尺神经沟内可触及增粗的尺神经，肘部 Tinel 征阳性，肘管周围有压痛并可触及瘢痕组织。临床中常以肱骨向上髁外侧骨面、尺骨鹰嘴内侧骨面为骨性标志和治疗点。

5）肌电图检查和神经传导速度测定可有助于诊断。研究发现肘管综合征患者中23%～93%存在神经传导异常。

6）X线片可显示骨性或关节的病变。

20.2　小针刀技术在肘管综合征中的应用

20.2.1　技术一

针刀定点　肱骨内上髁压痛点、尺骨鹰嘴处压痛点。

操作规程　患者俯卧位，患肢反背或侧卧位，患肢在下，屈肘暴露肱骨内上髁、尺骨鹰嘴。针体垂直于肱骨内上髁的后内方骨面，使刀口线与尺神经方向一致，于敏感压痛点处进针，到达骨面。先纵行疏通，后横行铲剥。然后，提起针刀摸索进针达肘管壁切开尺侧腕屈肌的弓状结构，与此同时，将针刀沿肘管内侧缘向中间平推数下，其目的是将肘管的切口加大，松解尺神经与周围组织的粘连。

针刀治疗完毕，给予手法治疗，过度屈曲肘关节数下。尺神经弹拨：术者一手持患肢腕部，令患者屈肘90°左右，一手拇指指尖在肱骨内上髁尺神经沟处弹拨2～3次。

操作间隔　每周一次，一般1～2次疾病即可痊愈。

21　腕管综合征

21.1　概述

21.1.1　概念

腕管综合征又称"腕管狭窄症"、"正中神经挤压征"，是由于腕管内组织增生或移位，压力增高，腕管狭窄，使正中神经在腕管内受压迫所引起的桡侧三个半手指麻木、疼痛等神经症状。它是最常见的周围神经卡压性疾患，也是手外科医生最常进行手术治疗的疾患。临床上较常见，女性多于男性。

Paget 医生于 1854 年最早描述了两名桡骨远端骨折患者正中神经卡压的临床表现。1913 年，法国学者 Marie 和 Foix 医生首次报道了低位正中神经卡压症状患者的神经病理检查结果，并提出如果在早期诊断并切开腕横韧带，或许可以避免出现神经的病变。1933 年，Learmouth 报道了手术切开屈肌支持带治疗腕管神经卡压的病例。1953 年，Kremer 首次在公开出版物中使用了"腕管综合征"来命名这一疾患，并一直被沿用至今。

21.1.2　病因病机

（1）中医病因病机

中医学认为，本病是由于急性损伤或者慢性劳损，使血瘀经络；或寒湿淫筋，风邪侵袭肌肉，导致气血受阻引起。

（2）西医病因病机

1）腕管综合征发生的原因，是腕管内压力增高导致正中神经受卡压。腕管，是一个由腕骨和屈肌支持带组成的骨纤维管道。腕骨构成腕管的桡、尺及背侧壁，屈肌支持带构成掌侧壁。腕管顶部是横跨于尺侧的钩骨、三角骨和桡侧的舟骨、大多角骨之间的屈肌支持带。正中神经和屈肌腱由腕管内通过。尽管腕管两端是开放的入口和出口，但其内组织液压力却是稳定的。正中神经走行在屈肌支持带下方，紧贴屈肌支持带（图 50）。

2）腕部外伤，包括骨折、脱位、扭伤、挫伤，改变了腕管的形状，减少了腕管原有的容积。

3）腕管内各肌腱周围发生慢性炎性病变，比如类风湿性肌腱滑膜炎、急性

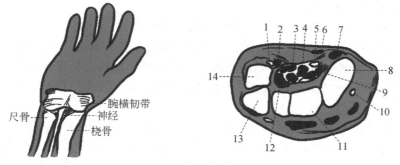

图 50　腕部解剖示意图

1. 腕掌侧筋膜　2. 尺神经　3. 指浅屈肌腱　4. 腕横韧带　5. 正中神经　6. 掌长肌　7. 桡侧腕屈肌
　8. 舟骨　9. 拇长屈肌腱　10. 桡神经　11. 月骨　12. 指深屈肌腱　13. 三角骨　14. 豌豆骨

钙化性肌腱炎等，导致滑膜鞘增生，体积增大。

　　4）慢性劳损。研究认为过度使用手指，尤其是重复性的活动，如长时间用鼠标或打字等可引起慢性劳损。过度地撑掌或骨质增生等也可引起。

21.1.3　临床表现

　　1）多有外伤史，起病缓慢隐匿，最早出现的症状是手腕部不舒服。此病的发病率女性较男性更高。

　　2）正中神经受压症状。常见症状包括正中神经支配区（拇指，示指，中指和环指桡侧半）感觉异常或麻木。夜间手指麻木很多时候是腕管综合征的首发症状，劳累后症状加重。手指麻木可通过改变上肢的姿势或甩手而得到一定程度的缓解。有时腕部的不适、疼痛可向前臂、肘部，甚至向肩部放射。患手握力减弱，如握物端物时，偶有突然失手的情况，急性损伤时疼痛剧烈。

　　3）随着病情加重，患者可出现明确的手指感觉减退或丧失，拇短展肌和拇对掌肌萎缩或力弱。患者可出现大鱼际桡侧肌肉萎缩，拇指不灵活，与其他手指对捏的力量下降甚至不能完成对捏动作，病程长者，可有皮肤干燥、脱屑、指甲脆变等现象。

21.1.4　临床诊断

（1）中医诊断

　　1）此病多见于女性，40～60岁多发，腕部有外伤史或劳损史。

　　2）局部肿痛，尺桡关节和尺腕关节等处肿胀、疼痛、压痛。腕关节僵硬。

　　3）正中神经分布区麻木不适，夜间加重。手指感觉减退或丧失以及大鱼际肌肉萎缩是病情严重的表现。

(2) 西医诊断

1) 有外伤史或长期手工劳动史，多发于中年女性。

2) 正中神经分布区：拇、示、中指及环指桡侧疼痛和麻木，夜间加重。

3) 腕管掌侧稍偏尺侧有明显压痛，或有条索状硬块。早期桡侧三指感觉过敏，病程长者，患手大鱼际肌萎缩，检查可见患侧拇指无力。拇指外展、对掌功能受限。

4) 手掌叩击试验阳性：轻叩腕管近端正中部位（桡侧腕屈肌腱与掌长肌腱之间），可引起正中神经分布区的手指放射性触电样刺痛感。

5) 屈腕试验阳性：腕关节掌屈90°，40秒后症状加剧即为阳性。

6) 止血带试验：以止血带阻断手臂血循环（压力在收缩压和舒张压之间），掌心、手指出现麻木等表现者为阳性。

7) 肌电图检查：肌电图检查对腕管综合征的辅助诊断具有重要意义。可观测出大鱼际肌出现神经病变。

8) X线检查：腕关节可无异常发现，某些病例有骨质增生、陈旧性骨折影等，个别患者可有腕横韧带的钙化影。

21.2 小针刀技术在腕管综合征中的应用

21.2.1 技术一

针刀定点 豌豆骨骨面、钩骨骨面、桡侧的舟骨及大多角骨骨面。

操作规程 患者坐位或仰卧位，手掌伸开平放，掌面向上。松解豌豆骨骨面、钩骨骨面、桡侧的舟骨及大多角骨骨面等点时，先找到其体表投影，然后定点。使针刀体与皮肤垂直，刀口线与正中神经的循行方向一致，以左手拇指为引导，拇指由定点处下掐至骨面，左右推剥，针刀刃贴左手拇指指甲刺入皮肤，摸索进刀，到达骨面，在豌豆骨、钩骨骨面的桡侧缘浅层纵切 2~3 刀；在舟骨、大多角骨骨面的尺侧缘浅层纵切 2~3 刀，切断部分肥厚的腕横韧带。如果有腱鞘囊肿，可用左手拇示指固定肿块，使刀口线与正中神经方向一致，刀体垂直于皮肤，刺入囊肿内，将囊肿切开。出刀后，拇指用力下压，使囊肿内的胶状物挤出。

针刀术做完后，应给与手腕被动活动，使手腕做前屈、后伸、侧屈等动作，以达到松解粘连的目的。

中、后期患者可结合局部封闭治疗，每周治疗一次，6次为1个疗程，药物主要为醋酸曲氨奈德、1%利多卡因、维生素 B_{12} 等。

操作间隔 每周一次，直至疾病痊愈。

21.2.2 技术二

针刀定点 远侧腕横纹尺侧腕屈肌腱的内侧缘、尺侧腕屈肌腱的内侧缘远端2.5cm、远侧腕横纹桡侧腕屈肌腱的内侧缘、桡侧腕屈肌腱的内侧缘远端2.5cm。

操作规程 患者坐位或仰卧位，手掌伸开平放，掌面向上。此四点分别进针，使刀口线与肌腱平行，针体和腕面成90°角，刺入深度0.5cm左右，沿两侧屈肌腱内侧缘将腕横韧带分别切开2~3mm，与此同时，针刀沿屈肌腱内侧缘纵疏横剥2~3下，以松开肌腱和韧带间的粘连。如有囊肿，将针刀刺入囊肿内，将囊肿切开。出针后，拇指用力下压，使囊肿内的胶状物挤出。

针刀术做完后，刀口覆盖稳妥后，应给与手腕被动活动，使手腕做前屈、后伸、侧屈等动作3~5下，以达到松解粘连的目的。

操作间隔 每周一次，直至疾病痊愈。

22　手腕腱鞘囊肿

22.1　概述

22.1.1　概念

手腕腱鞘囊肿，是一种好发于手腕背侧、掌侧等处的良性肿块。有单房性和多房性之分（图51）。囊肿壁的外层由纤维组织构成，内层由白色光滑的内皮膜覆盖，囊内充满胶状黏液。囊腔可与关节腔或腱鞘相通，但也有成封闭状者。手腕腱鞘囊肿不会发生癌变，不会扩散，虽然他们可能会扩大规模，但是不会扩散到身体其他部位。手腕腱鞘囊肿症状很明显，发病部位会有轻微酸痛感，囊液变多时就会变硬而且有压痛的感觉，并会有腕部无力，不适或酸痛、放射性痛类症状，严重的话也会给患者造成一定的功能障碍。

患者多为青壮年，女性多见。

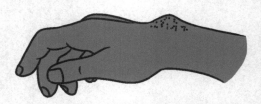

图51　腕部腱鞘囊肿

22.1.2　病因病机

（1）中医病因病机

中医认为本病属中医学"筋结"、"筋瘤"范畴。本病多为关节过度活动、反复持重等导致劳伤经筋、气血运行不畅，凝滞筋脉。或是外伤劳损，伤及筋膜，邪气所居，瘀滞而运化不畅，水液积聚于骨节经络而成囊肿。

（2）西医病因病机

1）现代医学认为，手腕腱鞘囊肿是由结缔组织内局部发生黏液样变性等因素所致。目前多数人认为，腱鞘囊肿是由于关节囊、韧带、腱鞘上的结缔组织因局部营养不良，发生退行性变性而成囊肿。

2）部分患者与外伤和劳损有关。

22.1.3　临床表现

1）一般症状，一般生长缓慢，呈半球状隆起，似蚕豆大或指肚大，外形一般光滑，直径一般不超过 2cm。但也有突然发现者。少数可自行消退，也可再长出。

2）局部症状，多发生于腕背侧，少数在掌侧。最常发的部位是腕关节背侧关节囊处，其次是桡侧腕屈肌腱和拇长展肌腱之间。局部酸痛或疼痛，有时会向囊肿周围放射。若囊肿和腱鞘相连，患部远端会出现软弱无力的感觉。腕管内的屈指肌腱鞘亦可发生囊肿，压迫正中神经，诱发腕管综合征，发生感觉运动障碍等。少数腱鞘囊肿可发生在掌指关节以远的手指屈肌腱鞘上，呈米粒大小，硬如软骨。

3）手腕腱鞘囊肿的患者在每日起床后会感到明显的晨僵现象，通常关节晨僵的感觉在起床后最为明显，而且症状并不会随着活动频繁而明显缓解，受影响的关节会产生肿胀甚至弹响。

22.1.4　临床诊断

（1）中医诊断

1）以青壮年多见，女性多于男性。囊肿常发生腕背部，有外伤史或劳伤史。
2）有感受风寒湿邪病史。

（2）西医诊断

1）腕背侧、掌侧等处出现半球形、表面光滑、张力较大的成团形或椭圆形的囊性肿块。
2）肿块生长缓慢，压之有酸胀或痛感，基底固定。
3）触诊时质地较软，可有波动感，且周缘大小可能发生变动。日久囊肿可变小变硬。
4）X 线片示骨关节无改变。

22.2　小针刀技术在手腕腱鞘囊肿中的应用

22.2.1　技术一

针刀定点　囊肿最高点。
操作规程　患者坐位，根据囊肿的位置将有囊肿的部位向上，平放于手术台上。充分暴露腕部囊肿，常规皮肤消毒，铺无菌洞巾。术者戴无菌手套，左手拇、示指固定囊肿。把囊肿最高点作为进刀点，右手持针刀，使刀体与皮肤垂直，刀口线与腕部肌肉循行方向一致，刺入到腱鞘浅层，针下有阻挡感时，切割2~3刀。将针刀提至囊内，将针体倾斜，分别向四周切割，将囊壁切开。出针后，拇指用力下压，使囊肿内的胶状物挤出。

操作间隔 每周一次，一般 1~2 次即可痊愈。

23 桡骨茎突部狭窄性腱鞘炎

23.1 概述

23.1.1 概念

桡骨茎突狭窄性腱鞘炎是由于拇指或腕部活动频繁，使拇短伸肌腱和拇长展肌腱在桡骨茎突部腱鞘内长期相互反复摩擦，导致该处肌腱与腱鞘产生无菌性炎症反应，局部出现渗出、水肿和纤维化，鞘管壁变厚，肌腱局部变粗，最终造成肌腱在腱鞘内的滑动受阻而引起的临床症状。其临床表现主要为桡骨茎突部隆起、疼痛，腕和拇指活动时疼痛加重，局部压痛。狭窄性腱鞘炎在指、趾、腕、踝等部均可发生，但以桡骨茎突部最为多见。本病是中青年的易发病，多发于经常用腕部操作的劳动者，如瓦工、木工、家庭妇女等，女性多于男性，属于职业性劳损范围。

23.1.2 病因病机

(1)中医病因病机

中医学认为本病属于"痹证"范畴，是由于腕部经常活动或短期内活动过度，出现慢性劳损或慢性寒冷刺激，导致局部经络不通，气滞血瘀，筋肉凝结而致本病。

(2)西医病因病机

腕部经常活动或短期内活动过度，腱鞘因摩擦而慢性劳损或慢性寒冷刺激是导致本病的主要原因。人们在日常生活和生产劳动中，如果经常用拇指捏持操作，会使两条肌腱在狭窄的腱鞘内不断地摩擦，日久可引起肌鞘、腱鞘的损伤性炎症，如遇寒则症状加重，其主要病理变化是肌鞘与腱鞘发生炎症、水肿，腱鞘内外层逐渐增厚，使本来就狭窄的腱鞘管道变得更加狭窄，以致肌腱与腱鞘之间轻度粘连，肌腱从狭窄的腱鞘内通过变得困难，临床上可产生交锁现象，影响到拇指的功能活动。由于肌腱的肿胀、受压，导致腱鞘内的张力增加，在腱鞘部位产生肿胀疼痛。腱鞘内不是分泌过多的滑液，而是组织肥厚而疼痛（图52、图53）。

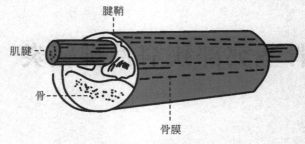

图52 腱鞘模式图

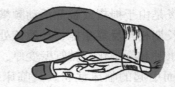

图53 桡骨茎突部腱鞘

23.1.3 临床表现

1）起病多较缓慢，一般无明显外伤史。患者桡骨茎突部疼痛，初期较轻，逐渐加重，可放射至手或肩、臂部，严重时局部有酸胀感或烧灼感，遇寒冷刺激或拇指活动时疼痛加剧。

2）常可见腕部肿胀或肿块，拇指无力，伸拇指或外展拇指活动受限，日久可引起大鱼际肌萎缩。

3）桡骨茎突部明显压痛，并有肿胀。可触及硬结，拇指运动时有摩擦感或摩擦音。

23.1.4 临床诊断

（1）中医诊断

桡骨茎突部压痛明显。

（2）西医诊断

1）桡骨茎突部疼痛，肿胀隆起，局部压痛，活动受限等。

2）其中握拳尺偏试验阳性是诊断本病的重要依据。就是让患侧拇指内收屈曲放于掌心，握拳，再使腕部向尺侧倾斜，可引起桡骨茎突处剧烈疼痛。

23.2 小针刀技术在桡骨茎突部狭窄性腱鞘炎中的应用

23.2.1 技术一

针刀定点 桡骨茎突处最敏感的压痛点。

操作规程 患者握拳，将患侧腕部放于治疗桌面上的脉枕上。以桡骨茎突处最敏感的压痛点为定位点。常规消毒后，使刀体与皮肤垂直，将针刀刀口线沿桡动脉方向平行刺入，注意避开桡神经和桡动脉，在腱鞘内纵行疏剥，病情严重者，也可刺穿腱鞘使刀口接触骨面，倾斜针体，将腱鞘从骨面上剥离铲起。出针，按压针孔1分钟（图54）。

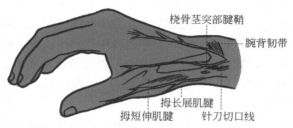

图 54　桡骨茎突狭窄性腱鞘炎针刀手术示意

针刀治疗完毕，给予手法治疗，用拇指重点揉按桡骨茎突部及其上下方，以达到舒筋活血的目的。一手握住患侧腕部，另一手示（食）指及中指夹持拇指，其余手指紧握患者其他四指进行对抗牵引，并使患者腕部向尺侧和掌侧屈曲，同时缓缓旋转揉按桡骨茎突，反复3~4次。

操作间隔 每周一次，一般1~3次即可痊愈。

24　屈指肌腱腱鞘炎

24.1　概述

24.1.1　概念

屈指肌腱腱鞘炎是由于屈指肌腱与掌指关节处的屈指肌腱纤维鞘管反复摩擦，产生慢性无菌性炎症反应，局部出现渗出、水肿和纤维化，鞘管壁变厚，肌腱局部变粗，肌腱受压、阻碍了肌腱在该处的滑动而引起的临床症状。当肿大的肌腱通过狭窄鞘管隧道时，可发生一个弹拨动作和响声，故又称为板机指或弹响指。其临床表现主要为手掌部疼痛、压痛和患指伸屈活动受限。本病多见于妇女及手工操作者（如纺织工人、木工和抄写员等），亦可见于婴儿及老年人，好发于拇指、中指和环指，起病缓慢。

该病是骨伤科的常见病和多发病。严重者，需外科手术治疗，根据闭合性手术的理论，按照外科手术的治病机制，用针刀治疗疗效好且操作简单。

24.1.2　病因病机

(1) 中医病因病机

中医认为该症属于"伤筋"范畴，其发病原因与风、寒、湿等因素关系密切。因局部劳作过度，积劳伤筋，或受寒凉，致使气血凝滞，诸筋皆属于节，筋既需刚坚，又要柔韧，刚柔相济才能活动灵便，协调用力。而筋急原于血脉不荣于筋，营卫不和、气血不畅，经脉阻滞为筋挛拘急的关键，不能濡养经筋而发病。

(2) 西医病因病机

屈指肌腱腱鞘炎病变部位在掌指关节掌侧的骨与韧带形成的环状鞘管，在掌骨头前侧的纤维鞘管的起始部，上述部位的鞘管相对狭窄是引起本病的解剖因素。手指长期频繁活动，肌腱在腱鞘内相互摩擦，腱鞘充血、水肿、逐渐肥厚纤维化，腱鞘增厚，使管腔狭窄挤压肌腱，肌腱因受压而变细，两端膨大成葫芦状。屈指时，肌腱膨大的部分通过狭窄的纤维管，使手指出现弹跳，严重时可出现交锁，即手指不能屈曲。

24.1.3　临床表现

屈指肌腱腱鞘炎多发于拇指，少数患者为多个手指同时发病。患指伸屈受限，多在指掌侧、指横纹处疼痛或有肿胀，清晨醒来时特别明显，活动后能减轻或消失。疼痛有时向腕部放射。严重者不能执筷和扣纽扣，病程日久者，患者多诉指关节处有产生像扳枪机样的动作及弹响声。在压痛点处多可触及条索状、块状硬结。由于平时手指活动少，手指淋巴回流障碍而显得肿胀（图55）。

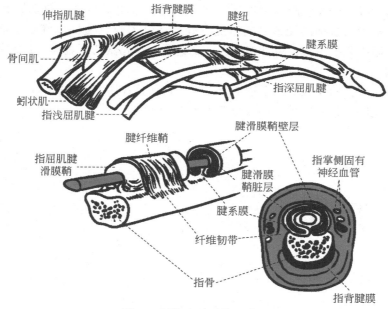

图55　屈指肌腱腱鞘示意图

24.1.4　临床诊断

（1）中医诊断

1）手指损伤或劳损史，对寒冷刺激比较敏感，怕寒凉等。

2）掌指关节掌侧压痛，可触及压痛结节，手指活动时有弹响声，并有猛然伸直或屈曲现象。

3）患指活动受限和疼痛，手指掌面指横纹处疼痛、手指伸屈功能障碍。

（2）西医诊断

1）手指酸胀、疼痛，伸屈活动时有弹响声。

2）晨起时、劳动后或伸入凉水中时症状加重，稍活动或热敷后症状减轻。

3）掌骨头的掌侧压痛，并可摸到结节状的硬块。

4）后期手指屈曲功能障碍。

24.2　小针刀技术在屈指肌腱腱鞘炎中的应用

24.2.1　技术一

针刀定点　肌腱滑液鞘。

操作规程　松解肌腱滑液鞘时，患者正坐，患侧掌心向上平放于治疗台上，患指掌侧指横纹触到的硬节处或压痛点处为进针刀点。使针体和手掌面呈90°，刀口线与屈指肌腱平行，将针刀刺入，到达骨面。先做切开剥离，再做纵行剥离或横行剥离。

针刀术后，给予相应的手法治疗。过度掌屈背屈手指2~3下。

操作间隔　每周一次，1~2次后疾病可痊愈。

25 肩周炎

25.1 概述

25.1.1 概念

肩周炎，全称为肩关节周围炎，是由于肩关节及其周围的肌肉、韧带、肌腱、滑囊、关节囊等软组织急、慢性损伤、退变而引起关节囊和关节周围软组织产生慢性无菌性炎症，从而引起以肩部疼痛和功能障碍为主症的疾病。

本病祖国医学称之为"漏肩风"、"冻结肩"、"五十肩"、"肩痹"等，是以肩关节疼痛为主，先呈阵发性酸痛，继之发生运动障碍的一种常见病、多发病。它的临床表现为起病缓慢，病程较长，病程一般在1年以内，较长者可达到1～2年。其病变特点是广泛，即疼痛广泛、功能受限广泛、压痛广泛。发病年龄大多在40岁以上，女性发病率略高于男性，且多见于体力劳动者。

25.1.2 病因病机

（1）中医病因病机

中医学认为肩周炎主要由三种原因引起。

1）肝肾亏虚、气血不足。中老年患者，由于肝肾气血开始衰退，气血不足，血脉周流运行迟缓，不能濡养筋骨，肩部经脉空虚，失其濡养，血虚生痛，筋脉久而拘急不用。如《诸病源候论》载："此由体虚，腠理开，风邪在于筋故也，……邪客机关，则使筋挛，邪客足太阳之络，令人肩背拘急……。"

2）风寒湿邪侵袭。"风寒湿三气杂至，合而为痹"《素问·痹论》。本病的发生与风寒湿三邪有直接关系。湿邪重浊黏滞，长期滞留关节，使气血运行迟滞，导致关节运动功能障碍。风寒之邪，邪侵袭人体，淫溢关节，阻滞经络，筋失濡养日久，则关节屈伸不用。

3）外伤和劳损。肩关节是人体一个重要的关节，活动频繁，肩部软组织经常受到上肢重力和肩关节大范围运动的牵拉、扭转，容易引起损伤和劳损。外伤日久，气血不畅致筋屈而不伸，痿而不用，不通则痛。《仙授理伤续断秘方》中记载："带伤筋骨，肩背疼痛"，指出了其与外伤有明确关系。清代的《医宗金鉴》总结了数千年来对肩臂痛的认识，指出肩背痛有经络气滞、气虚、血虚以及兼风、兼痰等证候。

(2) 西医病因病机

西医学上认为肩周炎的形成主要有四方面。

1) 炎症改变。任何有关盂肱关节附近结构的炎性改变,均可成为导致肩周炎的重要原因。一旦发生炎症,如果及时合理治疗,炎症可以消除,但是如果不及时治疗,炎症蔓延扩散,致使肩关节及其周围的肌肉、韧带、肌腱、滑囊、关节囊等组织发生充血、水肿、渗出、增厚等炎性改变,久而久之使肩关节周围的组织发生粘连,继而引发肩周炎。

2) 外损伤因素。肩部肌肉、韧带、肌腱等(图56、图57)在肩关节的各种功能中是有很大作用的,但是当这些组织长时间运动和工作后就会出现慢性劳损,导致肩关节出现病变。

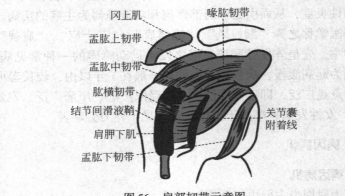

图56 肩部韧带示意图

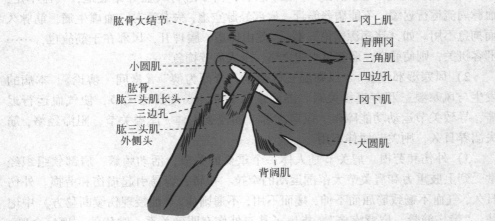

图57 肩关节解剖结构示意图(后面观)

3）环境因素。主要是风、寒、湿等的侵袭，尤其是中老年人，由于机体免疫力低下，自身的抵抗力不高，肩部的软组织容易受到风、寒、湿三邪侵袭，造成局部血液循环变慢，温度升高，渗出增多，引发无菌性炎症而发为肩关节周围炎。

4）继发因素。由于颈椎病、心脏病、肺尖癌等疾病导致肩部肌肉痉挛，从而引发肌肉粘连和关节活动受限。

25.1.3 临床表现

1）有肩部外伤、劳损或感受风寒湿邪病史。

2）肩部疼痛：初期时常感觉肩部疼痛，可呈阵发性疼痛，多数为慢性发作，以后疼痛逐渐加剧或钝痛，或刀割样痛，且呈持续性，气候变化或劳累后，常使疼痛加重，疼痛可向颈项及上肢扩散，当肩部偶然受到碰撞或牵拉时，常可引起撕裂样剧痛。本病一大特点为肩痛昼轻夜重，多数患者常诉说后半夜痛醒，不能成寐，尤其不能向患侧侧卧。多数患者在肩关节周围可触到明显的压痛点，压痛点多在肱二头肌长头腱沟、肩峰下滑囊、喙突、冈上肌附着点等处。

3）功能障碍：由于长期废用引起关节囊及肩周软组织的粘连，肌力逐渐下降，加上喙肱韧带固定于缩短的内旋位等因素，使肩关节各方向的主动和被动活动均受限，肩关节向各方向活动均可受限，但以外展、上举、内外旋为主。当肩关节外展时出现典型的"扛肩"现象，梳头、穿衣、洗脸、叉腰等动作均难以完成，严重时肘关节功能也可受影响，屈肘时手不能摸到同侧肩部，尤其在手臂后伸时不能完成屈肘动作。三角肌、冈上肌等肩周围肌肉早期可出现痉挛，晚期可发生废用性肌萎缩，出现肩峰突起，上举不便，后弯不利等典型症状，此时疼痛症状反而减轻，但是使肩部一切活动均受限（图58）。

4）怕冷：若因受寒而致痛者，患肩怕冷，对冷气和气候的变化特别敏感。

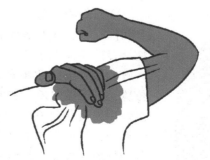

图58　肩关节功能障碍示意图

25.1.4 临床诊断

(1) 中医诊断

1) 患者多为 40 岁以上的人，尤以妇女多见。

2) 压痛点：本病在肩关节周围可找到相应的压痛点，主要在肩贞、秉风、天宗、曲池等处，常有不同程度压痛。

3) 肩部疼痛，一般都有较长的时间，为渐进性的。

4) 多无外伤史（有外伤史者为肩部肌肉陈旧性损伤）。

5) 肩部活动时，出现明显的肌肉痉挛，尤以肩部外展、外旋、后伸时最为明显。

(2) 西医诊断

1) 肩关节功能检查：先做主动运动，再做被动运动，以作比较，观察并记录其活动幅度及粘连程度。

2) X 线检查：一般无异常变化。诊断肩周炎时摄 X 线片的目的之一，是作为与肩部骨折、脱位，肿瘤，结核以及骨性关节炎，风湿性、类风湿关节炎等疾病的鉴别诊断手段。另一方面是后期可出现骨质疏松，冈上肌腱钙化，大结节处有密度增高的阴影，关节间隙变窄等现象。

25.2 小针刀技术在肩周炎中的应用

25.2.1 技术一

针刀定点 肱二头肌短头起点（喙突点）、肩胛下肌止点（小结节点）、肱二头肌长头腱结节间沟的骨纤维管道部、肱骨结节间沟点、小圆肌止点（肱骨大结节下面）。

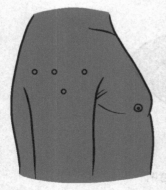

图 59 肩周炎针刀松解术示意图

操作规程 以喙突点、小结节点、肱骨结节间沟点、肱骨大结节下等四处为针刀进针点，使针刀体与皮肤垂直，刀口线与肱骨长轴方向一致，然后按照四步进针法达到各个进针点的位置，进行纵向疏通和横向剥离，一般为 3 刀。出针后，按压针孔 1 分钟。按揉肩部肌肉，给予放松，然后给予肩关节被动运动，主要是肩部的外展、外旋、后伸动作，使粘连的组织得以松开（图 59）。

操作间隔 每周一次，直至疾病痊愈。

25.2.2 技术二

针刀定点 冈上肌止点、冈下肌止点、肱二头肌短头起点（喙突点）、肩胛下肌止点（小结节点）、小圆肌止点（肱骨大结节下面）。

操作规程 以喙突点、小结节点、肱骨大结节下等三处为针刀进针点，使针刀体与皮肤垂直，刀口线与肱骨长轴方向一致，然后按照四步进针法达到各个进针点的位置，进行纵向疏通和横向剥离，一般为3刀。冈上肌止点处，使刀口线与冈上肌纤维方向一致，针刀体与皮肤呈90°角，到达肱骨大结节顶部骨面后，纵向疏通和横向剥离2～3下，然后调转刀口线90°在骨面铲剥2～3下。冈下肌止点处，使刀口线与冈下肌纤维方向一致，针刀体与皮肤呈90°角，到达肱骨大结节后部骨面后，纵向疏通和横向剥离2～3下，然后调转刀口线90°在骨面铲剥2～3下。出针后，按压针孔1分钟。按揉肩部肌肉，给予放松，然后给予肩关节被动运动，主要是肩部的外展、外旋、后伸动作，使粘连的组织得以松开（图60）。

操作间隔 每周一次，直至疾病痊愈。

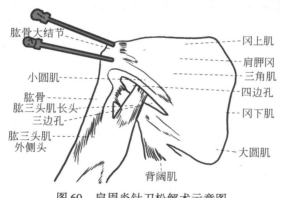

图60 肩周炎针刀松解术示意图

25.2.3 技术三

针刀定点 肱二头肌短头起点（喙突点）、肩胛下肌止点（小结节点）、小圆肌止点（肱骨大结节下面）、三角肌前、中、后三束肌腹部及三角肌止点。

操作规程 以喙突点、小结节点、肱骨大结节下、三角肌前、中、后三束肌腹部等六处为针刀进针点，使针刀体与皮肤垂直，刀口线与肱骨长轴方向一致，然后按照四步进针法达到各个进针点的位置，进行纵向疏通和横向剥离，一般为2～3刀。三角肌止点处，使刀口线与皮肤垂直，刀口线与肱骨长轴方向一致，直到肱骨面三角肌的止点，纵向疏通和横向剥离 2~3 刀，然后调转刀口线 90°，铲剥 2~3 刀，范围不超过 0.5cm。

操作间隔　每隔一周一次，3~4 次疾病可愈。

25.2.4　技术四

针刀定点　肱二头肌短头起点（喙突点）、小圆肌止点（肱骨大结节下面）、冈上肌止点、冈下肌止点、肩峰下。

操作规程　以喙突点、小圆肌止点、肩峰下等三处为针刀进针点，针刀体与皮肤垂直，刀口线与肱骨长轴方向一致，然后按照四步进针法达到各个进针点的位置，纵向疏通和横向剥离 2~3 刀。冈上肌止点处，使刀口线与冈上肌纤维方向一致，针刀体与皮肤呈 90° 角，到达肱骨大结节顶部骨面后，纵向疏通和横向剥离 2~3 下，然后调转刀口线 90° 在骨面铲剥 2~3 下。冈下肌止点处，使刀口线与冈下肌纤维方向一致，针刀体与皮肤呈 90° 角，到达肱骨大结节后部骨面后，纵向疏通和横向剥离 2~3 下，然后刀口线调转 90° 在骨面铲剥 2~3 下。出针后，按压针孔 1 分钟。

操作间隔　每隔一周一次，3~4 次即可病愈。

26 冈上肌损伤

26.1 概述

26.1.1 概念

冈上肌起于冈上窝，止于肱骨大结节，作用是使臂外展（图61）。

冈上肌常易损伤。摔跤、抬重物或其他体力劳动均可成为其病因。损伤的部位大多在此肌起点，也有在肌腱处和肌腹部的。若损伤在止点肱骨大结节处、三角肌深面，常被误诊为肩周炎；若损伤在肌腹，常被笼统诊断为肩痛；若损伤在冈上窝起点时，常被诊为背痛。冈上肌受肩胛上神经支配，肩胛上神经来自臂丛神经的锁骨上支，受颈5、颈6脊神经支配。所以颈5、颈6脊神经受压迫，也可导致冈上肌疼痛不适。

以上种种原因导致冈上肌损伤这一疾病在诊断上出现混乱，因此也就没有正确的治疗方法。即使有明确的诊断，由于瘢痕粘连较重，一般的治疗方法也很难奏效。此病好发于中年以上的体力劳动者、家庭妇女或运动员。针刀对此病有良好的治疗作用

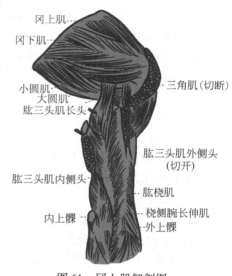

图61　冈上肌解剖图

（图中标注：冈上肌、冈下肌、小圆肌、大圆肌、肱三头肌长头、三角肌(切断)、肱三头肌外侧头(切开)、肱三头肌内侧头、肱桡肌、内上髁、桡侧腕长伸肌、外上髁）

26.1.2 病因病机

（1）中医病因病机

中医认为，中年以后，由于气血渐衰，易使冈上肌失去濡养而发生劳损。加上肩关节的频繁活动及感受风寒湿邪等，更易使冈上肌腱产生损伤。

（2）西医病因病机

1）损伤与劳损。冈上肌损伤大多由于上肢突然猛力外展造成。严重者可造

成冈上肌断裂。损伤之后，日久则会造成损伤处瘢痕粘连。冈上肌腱在喙肩韧带及肩峰下滑囊下面，肩关节囊上面的狭小间隙通过。肌腱与关节囊紧密相连，增加了关节囊的稳定性，但也影响了冈上肌的活动。上肢外展活动时肩峰与肱骨大结节之间的间隙最小，冈上肌在其间受肩峰与大结节的挤压磨损。使瘢痕处受到牵拉，从而引起急性发作。

2）退行性改变。随着年龄的增长。肌腱本身也可发生退行性改变，当冈上肌膜损伤后，可进一步促使冈上肌腱的退行性变化，肌腱容易产生钙化，变得很脆弱，在跌倒或肌肉突然收缩时，可引起肌腱完全或不完全性断裂。

26.1.3 临床表现

1）疼痛：冈上肌肌腱损伤时，有剧烈疼痛，主要是肩部外侧疼痛，可扩散到三角肌附着点附近，有时疼痛可向上放射至颈部，向下放射至肘部及前臂。急慢性损伤均有此特点。慢痛，受凉加重，甚至影响睡眠。

2）活动受限：肩关节外展受限，受限制期有持续性痛。

26.1.4 临床诊断

（1）中医诊断
1）有外伤史。
2）气血虚或有感受风寒湿邪病史。
（2）西医诊断
1）有外伤史。
2）在冈上肌两头肌腱或肌腹处有压痛点，同时可触觉该肌腹增粗、变硬等。
3）患者自主外展患侧上肢，引起压痛点处疼痛加剧。肩外展试验阳性：即患肢肩外展60°~120°时疼痛加剧，这是由于肩外展60°~120°时，肱骨大结节与肩峰之间的间隙减小，冈上肌抵止部在其间受肩峰与肱骨大结节的挤压所致。
4）X线检查：一般无异常发现，少数患者可显示冈上肌腱钙化。

26.2 小针刀技术在冈上肌损伤中的应用

26.2.1 技术一

针刀定点 肱骨大结节压痛点、冈上肌的起止点。
操作规程 主要适应于陈旧性冈上肌损伤。损伤1个月以后即为陈旧性损伤。患侧上肢外展90°，使针体与皮肤垂直，刀口线与冈上肌纵轴平行，在冈上肌止点肱骨大结节压痛点处将针刀刺入（肱骨大结节位于肩关节外侧缘后上方），达骨面，使针体与上肢呈135°斜角。采用纵向疏通，横向剥离手法。

针刀术后，给予相应的手法治疗。患者正坐位，在肩关节下垂并稍内收的姿势下稍外展肩关节，医生一手托肘上部，一手在冈上肌处用大拇指按压1~2次，并过度内收患侧上肢1次，以牵拉冈上肌。

操作间隔 每周一次，直至疾病痊愈。

26.2.2 技术二

针刀定点 冈上窝、肱骨大结节压痛点。

操作规程 主要适应于陈旧性冈上肌损伤。损伤1个月以后即为陈旧性损伤。松解冈上窝粘连点，患者坐位，稍弯腰，上肢自然下垂放于大腿上，针刀体和背平面呈90°角。沿刀口线和冈上肌纤维走向平行刺入，深度达骨面。先纵行疏通，后横行剥离，若痛点面积较大，刀刃可提至皮下，将针体和背平面呈45°斜角。沿肌纤维垂直方向移动0.5cm，再刺至骨面。先纵行后横行剥离，出针。松解肱骨大结节压痛点时，患侧上肢外展90°，针体与皮肤垂直，刀口线与冈上肌纵轴平行，在冈上肌止点肱骨大结节压痛点处将针刀刺入，达骨面，针体与上肢呈135°。采用纵向疏通，横向剥离手法。

针刀术后，给予相应的手法治疗。患者正坐位，医生立于患者患侧与患者并排，面向前。医生以左手前臂自后侧插于患者腋下，右手持患者手腕，两手做对抗牵引。牵引时，将前臂向前旋转，徐徐下落。医生两膝分开屈曲，将患侧腕部夹于两膝之间。同时，医生用插于腋下的左前臂将患者上臂向外侧牵拉，使肱骨大结节突出。用右手拇指掌面压于肱骨大结节前下方，用力向后上部按揉、弹拨冈上肌肌腱。在此同时，两腿松开夹住的手腕，医生两手握住患者手腕并向上拔伸，分别向前、后活动其肩关节2~3次（图62）。

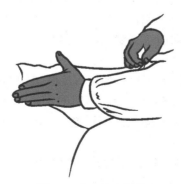

图62 手法治疗操作

操作间隔 每周一次，直至疾病痊愈。

27 冈下肌损伤

27.1 概述

27.1.1 概念

冈下肌损伤是临床中的常见病，且损伤多在起点。其临床表现除局部疼痛不适外，还有向前、向下、向上肢的牵涉痛及反射痛。当远部的症状比局部症状明显时，临床中常被误诊和漏诊。因其慢性损伤在临床中最常见，用一般的方法治疗难以奏效，而成为较为棘手的疑难病症。

27.1.2 病因病机

(1) 中医病因病机

本病属中医学"背痛"或"痹证"的范畴。因肩关节活动受限，又称为肩凝症。中医学认为，气血渐衰易使冈上肌失去濡养而发生劳损。加上肩关节感受风寒湿邪等合而为痹，易使冈下肌腱产生损伤。

(2) 西医病因病机

1) 冈下肌大多由于肩关节频繁、大幅度活动，上肢突然过度外展或内旋使冈下肌突然剧烈收缩或过度被牵拉而导致撕裂损伤。起始部的损伤多于抵止端的损伤。起始部损伤初期，在冈下窝处多有电击样疼痛，且疼痛累及肩峰的前方。止端损伤，在肱骨大结节处有明显的疼痛，且在疼痛点下侧1cm处常有一明显的压痛点。此疼痛点是冈下肌腱下滑囊炎，不是肌肉损伤所导致的，有时两个痛点模糊不清，不易分开。

2) 频繁的肩关节活动使冈下肌在骨面及厚实的筋膜间伸缩摩擦，日久使筋膜受损、增厚收紧，局部循环障碍使冈下肌的营养供给受阻，代谢产物不能及时排泄出去。冈下肌起止点处结瘢粘连，压迫、刺激冈下窝处分布丰富的末梢神经而引起剧烈疼痛。

3) 冈下肌起始部损伤，慢性期疼痛之所以较剧烈，其原因为：第一，肩胛上神经止于冈下窝，冈下肌起始部神经末梢较多，且敏感；第二，冈下肌在起始部损伤多较重。随着时间的延长，瘢痕、粘连较重，挤压神经末梢也较严重。

27.1.3 临床表现

本病多为慢性损伤。损伤初期，患者常有肩背部和上臂部的不适感。在冈下窝及肱骨大结节处多有明显胀痛，若在冈下肌起始部损伤，冈下窝处常发作钻心样疼痛。上肢活动受限，不小心活动患侧上肢有时会引起冈下肌痉挛性疼痛。损伤日久者，在冈下窝处有疼痛和麻木感，有的患者局部皮肤感觉减退，喜做肩胛上提动作，慢性时冈下窝有疼痛感和麻木感，有时局部皮肤感觉减退。肩胛活动时伴有弹响声。部分患者有肩背部沉重感或背部、胸部、上臂凉麻感及蚁行感。有时肩胛部酸胀、疼痛难以忍受，无法入睡。

27.1.4 临床诊断

（1）中医诊断

1）有外伤史、劳损史、长期受寒冷刺激史。

2）肩胛骨背面、肩关节及上肢部酸胀、疼痛、麻木。

3）患侧肢体怕凉，喜避风寒。

（2）西医诊断

1）让患者上肢自主内收外旋，则疼痛加剧，或根本不能完成此动作。内收、外旋抗阻力试验阳性。

2）在冈下窝和肱骨大结节处疼痛且有压痛。

3）冈下窝内侧及肱骨大结节后部骨面有明显压痛，有时可能触及块状及条索状物。损伤严重者，冈下肌呈索状硬块，按压时有坚硬感。

4）肩关节及肩胛骨 X 线检查无异常。

27.2 小针刀在冈下肌损伤中的应用

27.2.1 技术一

针刀定点 冈下窝治疗点 2~3 个。

操作规程 疼痛在冈下窝时，让患者正坐，弯腰，两肘撑在两膝上。在冈下窝选择 2~3 个治疗点，使针体与肩胛骨平面垂直，刀口线与冈下肌肌纤维（图63）平行，刺达骨面后先纵行疏通，后横行剥离。如果粘连比较严重，做切开剥离；如果粘连面积较大，做通透剥离。若压痛处并无明显粘连、针下无明显阻力，而患者的病程较长，症状较重者，考虑可能为肩背部筋膜劳损增厚所致。将针刀提起但不出皮肤，在皮下"十"字切开增厚筋膜。

针刀术后，给予相应的手法治疗。患者正坐位，一手握住患侧手腕向对侧偏下方用力牵拉，另一手用力下压患侧冈下肌。

操作间隔 每周一次，直至疾病痊愈。

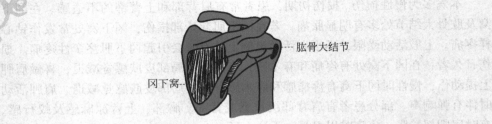

肱骨大结节

冈下窝

图63 冈下肌附着点及肌纤维方向

27.2.2 技术二

针刀定点 肱骨大结节的冈下肌止点。

操作规程 疼痛在肱骨大结节的冈下肌止点时，让患者正坐，背微屈，两上肢肘部自然放于胸前桌上，在肩部后上方压痛点处取两个进针点，两点沿肌纤维走向纵行排列。两点距离不超过1cm，一点在肌腱上，一点在冈下肌腱下滑囊，使针体和上臂背面呈135°角，刀口线和冈下肌纤维走向平行，刺达骨面，上点先纵行疏通，后横行剥离，下点做切开剥离。单纯肌腱部损伤，冈下肌腱下滑囊未损伤，压痛点局限，下点可不取。

针刀术后，给予相应的手法治疗。患者正坐位，一手握住患侧手腕向对侧偏下方用力牵拉，另一手用力下压患侧冈下肌。

操作间隔 每周一次，直至疾病痊愈。

28 小圆肌损伤

28.1 概述

28.1.1 概念

小圆肌位于冈下肌的下方，起自于肩胛骨的腋窝缘上 2/3 背面，沿肌束斜向外上，经肩关节后部，抵止于肱骨大结节后方（图64）。该肌受腋神经支配，其作用是与冈下肌协同使上臂外旋。当其损伤时，如使肩部外展，可引起肩部和上臂的放射性痛。小圆肌损伤的患者大多具有外伤史或慢性劳损史。由于小圆肌位于腋后，体积小且较为隐蔽，其损伤后临床症状亦不典型，因此易被人们所忽略。对于慢性小圆肌损伤者即使诊断明确，也很难达到彻底治疗的效果，多经久不愈，时好时发。

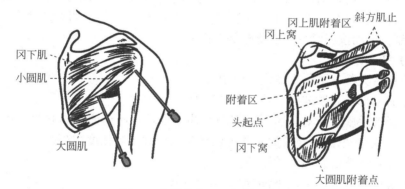

图64　肩胛骨背面肌解剖示意图

28.1.2 病因病机

（1）中医病因病机

小圆肌损伤属于中医"筋伤"的范畴。由于肩后长期受风寒湿邪侵袭刺激，易导致该部位气血凝滞不通，不通则痛。

（2）西医病因病机

上肢运动不当，强力外旋肩关节，或用力投掷等动作过猛，以及外力直接撞击损伤，均可令小圆肌出血、渗出、水肿。由于小圆肌位于腋后，体积小且较为隐蔽，其损伤后局部症状模糊，不能及时得以正确治疗。迁延日久机化结瘢而成痼疾。

28.1.3 临床表现

轻者平素可无明显症状，多导致身体虚弱。天气变化，劳累过度时，自觉肩后部不适或酸胀感连及上臂后侧和肩关节。主动旋转肩关节，患肢隐隐酸胀，但并不影响运动，偶尔感肩后无力。

较重者肩后部酸胀难忍，可放射至同侧肩前方及上肢后侧，甚至可有同侧手指发麻、发凉感等。严重者不能侧向患侧休息，肩胛骨外方的胸壁痛。患者肩后酸胀难忍，平素喜捶打肩后部以缓解痛苦。

28.1.4 临床诊断

（1）中医诊断

1）病史：常由投掷、抛物或受风着凉引起该肌肉损伤，多伴有肱二头肌短头腱的损伤。

2）症状：肩背部疼痛或酸痛，严重者患侧不能卧位，偶有手指麻凉感。

3）检查：可在肩胛骨外缘（相当于肩贞穴处）触及该肌纤维隆起、变硬，压痛明显，滑动按压时可向前臂外侧扩散。

（2）西医诊断

1）患者大都有外伤史或慢性劳损史；

2）肩后部及患肢酸胀不适，患肢无力；

3）患者手腕放于对侧肩上，肩胛骨外缘可触及压痛或条索状物，压之酸胀疼痛明显，可向患侧上肢放散，并可以触觉到小圆肌紧张度增高。

4）上臂外旋抗阻力试验阳性。

5）患肢肱骨大结节后下部压之可有酸痛；

6）X线检查：排除骨病变，如局部骨折、结核等。

28.2　小针刀技术在小圆肌损伤中的应用

28.2.1　技术一

针刀定点　在肩后侧寻找阳性反应点。

操作规程　使刀口线与小圆肌纤维方向一致，针体垂直于皮肤，刺达骨面，提起针约1mm，纵行疏通剥离，横行摆动，有结节处纵行切割3～5刀。若条索较长且明显，左拇、示两指捏紧条索，将其固定至骨面，使刀口线与条索纵轴方向一致，垂直皮肤刺入达病变处，纵行切割数刀，纵行疏通2下。若条索仍不变软，可将刀口线转动90°，横切肌筋膜紧张的肌纤维几刀，出针。

操作间隔　每周一次，直至疾病痊愈。

28.2.2　技术二

针刀定点　小圆肌起止点。

操作规程　患肢屈肘内收放于胸前，于小圆肌起止点的病变处进针，针刀垂直于局部皮肤，沿刀口线与小圆肌肌纤维方向平行刺入，达骨面，紧贴骨面在肌纤维或条索状肌束中行纵行剥离，若有硬结则切几刀，出针。

操作间隔　每周一次，直至疾病痊愈。

29　斜方肌损伤

29.1　概述

29.1.1　概念

斜方肌损伤是临床常见病，主要是因颈部活动幅度较大，活动频率过高，导致斜方肌上段损伤，表现为以颈肩部疼痛为主的病症。斜方肌位于项部和背上部的浅层，为三角形的阔肌，左右两侧合在一起呈斜方形，起自枕外隆凸、项韧带、第 7 颈椎和全部胸椎的棘突，其上部的肌束斜向外下方，中部的平行向外，下部的斜向外上方，止于锁骨的外侧 1/3 部分、肩峰和肩胛冈。主要作用是使肩胛骨向脊柱靠拢，上部肌束可上提肩胛骨，下部肌束使肩胛骨下降。如果肩胛骨固定，一侧肌收缩使颈向同侧屈、脸转向对侧，两侧同时收缩可使头后仰（图 65）。

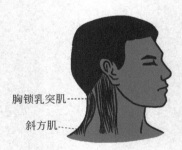

胸锁乳突肌------
斜方肌------

图 65　斜方肌示意图

29.1.2　病因病机

（1）中医病因病机

斜方肌损伤属于中医"筋伤"的范畴。由于跌仆损伤或慢性劳损，导致局部经脉阻滞，气血不通而发病。

（2）西医病因病机

1）长期歪头斜肩扛重物，如长期低头伏案工作者及常超出肌肉承受力、反复提拉重物的搬运工等。肌肉附着点或肋骨上的肌肉纤维被反复撕伤，出现纤维增生、粘连，甚至钙化而引起症状。

2）易造成斜方肌损伤的运动动作，如单、双杠运动中的屈伸类动作，这类动作特别是"长振屈伸上"动作，在摆速较快过程中，整个身体的重量与惯量会在振肩、伸臂、压腕的瞬间通过肩关节（上肢由远固定至近固定状态）。如用力绕侧偏（左偏或右偏），会造成一侧斜方肌损伤。

3）挥鞭式损伤，如暴力撞击、摔伤，以及汽车急刹车导致乘客的头颈突然前后摆动等都可使斜方肌颈段拉伤出现疼痛，日久出现损伤组织性变。

29.1.3　临床表现

本病多为缓慢发病，以单侧损伤多见。患侧颈、肩、背部酸胀不适、沉重，疼痛，活动颈部时患处有牵拉感。颈项上部酸痛、僵硬，喜向患侧做后仰活动。甚至伴有头痛，按压、捶打患处有舒服感并可缓解症状。可有抬高畸形；固定患肩头颈向健侧旋转时，可引起疼痛加剧；枕骨粗隆下稍外部肌肉压痛阳性，呈条索状，下颈部与肩峰之间，肩胛冈上、下缘可触及条索状物，有压痛。重者低头、旋颈等活动都有障碍。有些患者只有肩背痛，如背负重物感。

29.1.4　临床诊断

（1）中医诊断

1）病史：常因肩扛重物，颈部过度侧屈或颈肩部受风着凉引起。

2）症状：颈、肩部酸痛，疼痛可向患侧上肢桡侧放散，耸肩、低头及颈部侧屈、旋转等活动受限，甚者可有头昏、失眠、耳鸣、眼花、心烦等。

3）多发现该肌上段有结节或者变硬，颈根部及肩胛冈上缘可触及块状或条索状硬物且有明显压痛。

（2）西医诊断

1）颈肩背部酸胀不适，沉重，患者头部略向患侧偏歪。

2）枕骨隆凸下稍外部肌肉隆起处压痛，肌纤维变性，弹性减退。颈根部和肩峰之间及肩胛冈上、下缘可触及条索状物，压之酸胀或疼痛，可牵及患肩和患侧头枕痛。

3）固定患肩向健侧旋转患者头颈部，可引起疼痛。

4）X线片一般无明显变化，病程长者，枕后肌肉在骨面附着处可有骨赘生成。

29.2 小针刀技术在斜方肌损伤中的应用

29.2.1 技术一

针刀定点 枕骨粗隆外侧。

操作规程 针体垂直于枕骨骨面进针，沿刀口线与颈椎纵轴后正线平行刺入，在枕骨骨面上行纵行疏通剥离 1～2 刀，再横行摆动，组织变性或有硬结者可用切开剥离法（图 66）。

操作间隔 每周一次，直至疾病痊愈。

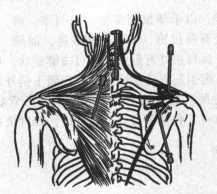

图 66 斜方肌损伤针刀治疗部位示意图

29.2.2 技术二

针刀定点 肩部压痛较表浅处寻找条索点。

操作规程 将肩部皮肤肌肉提捏起来，使针体垂直于皮肤，刀口线与斜方肌肌纤维方向一致，刺入达该肌肌腹中，行纵行或横行剥离 1～2 刀，出针，按压针孔，阻力较大者切开剥离。

操作间隔 每周一次，直至疾病痊愈。

29.2.3 技术三

针刀定点 背部表浅部位寻找压痛或者硬结处。

操作规程 使针刀刀口线与斜方肌纤维方向一致，针体垂直皮肤刺入硬结内（一般在 1cm 左右深度），纵行疏通剥离，横行铲剥与深层肌肉分离（图 67）。

操作间隔 每周一次，直至疾病痊愈。

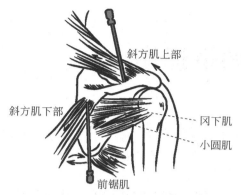

斜方肌上部

斜方肌下部

冈下肌

小圆肌

前锯肌

图 67 肩胛骨背部针刀治疗部位示意图

29.2.4 技术四

针刀定点 肩胛冈、锁骨外侧压痛处。

操作规程 刀口线与肌纤维方向一致。将针体垂直骨面进针，纵行疏通剥离，横行摆动。

操作间隔 每周一次，直至疾病痊愈。

30 棘间韧带损伤

30.1 概述

30.1.1 概念

棘间韧带是连接两个棘突之间的腱性组织，由三层纤维组成，其纤维之间交叉排列，易产生磨损。这两种韧带主要是对脊柱扭转起保护作用，防止脊柱的过度前屈，往往同时发生损伤。由于腰5～骶1处无棘上韧带，且处于活动腰椎和固定的骶椎之间，受力最大，故此处棘间韧带损伤机会也最大。

30.1.2 病因病机

(1) 中医病因病机

中医认为本病属于腰痛范围，它的发生发展主要有内、外两个方面原因造成，内因主要是肾气不足，不能温煦和滋养腰府，外因主要是感受风寒湿邪，导致经气不通，阻滞于腰部，或是因为跌仆损伤等原因，导致腰部筋伤，出现此病。

(2) 西医病因病机

棘间韧带因脊柱突然过度扭转牵拉而损伤，伤后棘间隐痛不适，脊柱扭转和弯曲时疼痛加剧，从而使活动受限。此韧带扭伤后，多数患者因延误治疗而转为慢性损伤，棘间韧带形成瘢痕挛缩，症状日趋突出，疼痛逐渐加重。棘间韧带挛缩可使上下棘突牵拉而靠近，形成吻性棘突，并使上下椎体力学状态发生一系列变化，造成复杂的临床症状。

30.1.3 临床表现

脊柱棘突间有深在性胀痛，以弯腰时明显，但在过伸时因挤压病变的棘间韧带，也可引起疼痛。部分患者疼痛可向骶部或臀部放射。患者不敢做脊柱旋转动作，卧床时多取脊柱伸直位侧卧。行走时，脊柱呈僵硬态。检查时在损伤韧带处，棘突或棘间有压痛，但无红肿。有时可扣及棘上韧带在棘突上滑动。棘间韧带损伤可通过 B 型超声或 MRI 证实。

30.1.4 临床诊断

（1）中医诊断

1）有脊柱扭转性外伤史。

2）脊柱僵硬，不敢做脊柱旋转动作。

3）腰部有感寒病史。

（2）西医诊断

1）棘突间有深在性胀痛，但压痛不明显。疼痛可向骶部或臀部放射。

2）脊柱微屈或被动扭转脊柱，疼痛加剧。

3）棘间韧带损伤可通过 B 型超声或 MRI 证实。

30.2 小针刀技术在棘间韧带中的应用

30.2.1 技术一

针刀定点 棘间韧带压痛点。

操作规程 患者俯卧治疗床上，脊柱微屈。以患者自诉疼痛的棘突间隙处为治疗点。在治疗点处做常规消毒后，使针体与进针刀平面垂直，刀口线和脊柱纵轴平行，然后刺入 1cm 左右，当刀下有坚韧感且患者诉有酸胀感时，即为病变部位，先纵行剥离 1 ～ 2 下，再将针体倾斜和脊柱纵轴呈 30°角，在上一椎骨棘突的下缘和下一椎骨棘突的上缘沿棘突矢状面纵行剥离各 2 ～ 3 下，然后出针，按压针刀孔 1 分钟（图 68）。

针刀术后，给予手法治疗，采用手法按揉松解。嘱患者做腰部伸屈锻炼。

操作间隔 每周一次，直至疾病痊愈。

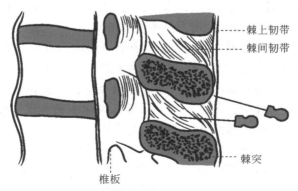

图 68 棘间韧带解剖位置和针刀手术位置

31 腰椎间盘突出症

31.1 概述

31.1.1 概念

腰椎间盘突出症又称"腰椎间盘纤维环破裂症"，是临床上常见的腰腿痛疾病之一，是由于纤维环破裂，导致髓核突出压迫神经根，产生以腰腿痛为主要表现的疾病。本病好发于 30~50 岁的体力劳动者，男性多于女性。临床上以腰 4~5、腰 5~骶 1 发病率最高，约占 95%。

腰椎间盘各部分退行性改变，尤其是髓核，有不同程度的退行性改变后，在外力因素的作用下，导致纤维环破裂，髓核从破裂处突出（或脱出）于后方或椎管内，压迫腰椎神经，而出现腰部疼痛，或一侧下肢或双下肢放射痛、麻木、双腿无力等一系列临床症状。所以医学界认为腰间盘突出属"腰腿痛"、"痹证"范畴。中医对腰椎间盘突出很早就有论述。《素问·刺腰痛》就提到"衡络之脉令人腰痛，不可以仰俯，仰则恐仆，得之举重伤腰"。

31.1.2 病因病机

(1) 中医病因病机

中医学认为，腰椎间盘突出症属于"腰痛、痹证"的范畴。腰为肾之府，由肾之精气灌注，肾与膀胱相表里，足太阳膀胱经过此处，此外，任、督、冲、带等经脉也分布于此，所以腰痛与肾脏及这些经脉相关。

腰痛多由于肾精气亏虚，腰府失于濡养和温煦作用所致。精气亏虚则肾气不充，偏于阴虚则腰府不得濡养，阳虚则腰府不能得以温煦，所以发生腰痛。

风、寒、湿、热邪气合而为痹，外邪痹阻经脉，气血运行不畅。寒为阴邪，其性收敛凝闭，侵袭经络，郁遏卫阳，使腰部气血不通。湿邪侵袭，其性重浊、黏滞，痹阻气血，热邪可与湿邪相合，郁而发热，留滞于腰部，发生腰痛，内外二因相互影响，痹阻经脉，产生腰痛。正如《杂病源流犀烛·腰脐病源流》所说："腰痛，精气虚而邪客病也。"另外跌仆损伤等因素也是导致腰痛的原因，损伤过后，腰部气血运行不畅，气滞血瘀，凝涩经脉，不通则痛。

（2）西医病因病机

本病主要是从内外两方面分析腰椎间盘突出症发生的原因和机制。

1）内因。首先是腰椎本身解剖结构的因素，腰椎间盘纤维环后外侧较薄弱，虽然有后纵韧带起到固定作用，但是自腰1椎体平面以下，后纵韧带逐渐变窄，由于腰骶部承受的力最大，所以此处就成了自身的弱点，容易向两侧突出。其次就是椎间盘在人体30岁以后会逐渐的发生退变，逐渐缺乏血液循环，导致修复能力差。椎间盘经常受到各方面力的牵拉和挤压，容易使椎间盘发生脱水、纤维化、萎缩、弹力下降以及椎节失稳、松动，进而使自身的内环境发生了改变，所以在长期慢性劳损的作用下，最终导致纤维环破裂，使髓核突出。

2）外因。损伤和劳损是首要因素，尤其是积累性损伤。一方面是由于生理方面的因素，腰椎排列前凸，所以椎间盘前厚后薄，人体在弯腰，或者搬重物时，会对腰部形成刺激，长时间会导致椎间盘变形，再加之腰背肌肉张力增高，会导致椎间盘内压力增高，所以稍微有点刺激就会引发纤维环破裂而使髓核突出。另一方面是寒冷刺激，长时间的寒冷刺激，使腰背肌肉、血管痉挛、收缩，影响局部的血液循环，进而影响椎间盘的营养供给，造成损害。

31.1.3　临床表现

（1）临床分型

1）根据髓核突出的方向可分为三种类型：①向后突出：一般的椎间盘突出症均属于此类。②向前突出：一般没有临床症状，没有意义。③向椎体内突出：多见于青少年。

2）根据髓核向后突的部位可分为三种类型：①单侧型：临床上最多见，髓核突出和压迫神经根只发生于一侧。②双侧型：髓核从后纵韧带两侧突出，两侧神经根均有表现。③中央型：髓核自后正中部突出，不卡压神经根，但卡压马尾神经，表现为大小便功能障碍和马鞍区麻痹。

3）根据髓核突出的程度，分为三型：①隐藏型：纤维环部分破裂，而表层尚完整，此时髓核因压力而向椎管内局限性隆起，但表面光滑。这一类型经保守治疗大多可缓解或治愈。②突出型：纤维环裂隙较大，外层保持完整，髓核突出较大，仅有后纵韧带或一层纤维膜覆盖，呈球状，此类型可转化成破裂型，也可通过保守治疗手法复位而治愈。③破裂型：纤维环完全破裂，髓核突向椎管，有的有一层纤维膜覆盖，有的没有，表面高低不平或呈菜花状，此型不单可引起神经根症状，还容易导致马尾神经症状，常需手术治疗。

（2）临床表现

1）腰痛及下肢放射痛。腰痛是大多数患者最先出现的症状，发生率约

91%。由于纤维环外层及后纵韧带受到髓核刺激，经窦椎神经而产生下腰部感应痛，有时可伴有臀部疼痛。腰部长期反复的疼痛，会逐渐向一侧下肢放射，如典型坐骨神经痛是从下腰部向臀部、大腿后方、小腿外侧直到足部的放射痛，严重者不能久坐久立，翻身侧转困难，而且咳嗽或大便用力时，腹压增高时，下肢放射痛加重。放射痛的肢体多为一侧，仅极少数中央型或中央旁型髓核突出者表现为双下肢症状。

2）腰部运动障碍。腰部各方向活动受限，主要以前屈和后伸为主。

3）麻木和发凉。病程久者，常有小腿后外侧、足背、足跟、足掌的麻木和发凉。少数为马鞍区麻痹。

4）下肢肌肉无力或瘫痪，腰4～5椎间盘突出使腰5神经麻痹，可出现胫前肌、腓骨长肌等麻痹或无力时足下垂等症状。

5）马尾神经症状。向正后方突出的髓核或脱垂、游离椎间盘组织压迫马尾神经，其主要表现为大、小便障碍，会阴和肛周感觉异常。严重者可出现大小便失控及双下肢不完全性瘫痪等症状，临床上少见。

31.1.4　临床诊断

（1）中医诊断

1）多发生在青壮年，脊柱两侧有明显的按压痛。

2）病程较长，缠绵难愈，腰部多有隐痛或酸痛。常因体位不当，劳累过度，天气变化等因素而加重。

3）本病常有居处潮湿阴冷、涉水冒雨、跌仆损伤或劳损病史。

（2）西医诊断

1）有明显的压痛点。在腰4～5或腰5～骶1间隙、棘突旁有明显压痛，用力按或叩击痛处时，可引起下肢放射痛。

2）腿痛重于腰痛，腿痛是典型的坐骨神经放射痛。不同的神经根受压出现不同的皮肤感觉麻木区，肌肉运动无力，肌肉萎缩，反射减弱或消失。

3）患者行走时姿态拘谨，腰椎凸向一侧，这是一种为减轻疼痛的姿势性代偿畸形。视髓核突出的部位与神经根之间的关系不同而表现为脊柱弯向健侧或弯向患侧。

4）直腿抬高试验及加强试验：患者仰卧，伸膝，被动抬高患肢。正常人神经根有4mm滑动度，下肢被抬高到60°～70°始感腘窝不适。腰椎间盘突出症患者由于神经根受压或粘连使滑动度减少或消失，抬高在60°以内即可出现坐骨神经痛，称为直腿抬高试验阳性。本试验是确诊本病的重要检查，阳性率可达90%以上。

5）拇指背伸或跖屈力减弱或消失。

6）屈颈试验阳性、挺腹试验阳性、下肢后伸试验阳性。

7）X线检查：做此检查主要是在于排除其他疾病，如肿瘤、结核等，同时查到本病的有关异常改变如椎间隙变窄、骨质增生等。

8）CT检查：对本病有较大的诊断价值，可较清楚地显示椎间盘突出的部位、大小、形态和神经根、硬脊膜囊受压移位的情况，同时可显示椎板及黄韧带肥厚等情况。

31.2　小针刀技术在腰椎间盘突出症中的应用

31.2.1　技术一

针刀定点　腰4～骶1的棘突间和棘突上治疗点。

操作规程　患者采用俯卧位。松解腰4～骶1的棘突间和棘突上治疗点，使针刀体与皮肤垂直，刀口线与脊柱纵轴平行，刺入约0.5cm达棘突间隙，将刀口线旋转90°，垂直于肌腱韧带纤维方向，切开松解，如果有黄韧带肥厚，可将黄韧带切开。切开黄韧带时，若手下有落空感，则不能深刺。然后出针，按压针刀孔1分钟。

给予腰椎复位，主要采用腰椎侧扳法。患者侧卧位，靠床的下肢伸直，上位下肢屈曲，术者在床边与患者对面站立，以一肘压于患者肩前部，一肘压于臀部，然后在患者放松的状态下，两肘同时相对用力使患者腰扭转。当力点集中在患病的棘突上时，压于臀部的肘骤然用力，使错位的关节复位，能听到关节弹响声。

操作间隔　每周一次，直至疾病痊愈。

31.2.2　技术二

针刀定点　腰椎横突及椎间孔外口。

操作规程　患者采用俯卧位。松解腰椎横突治疗点，摸准腰椎横突顶点，从腰椎棘突中点旁开3cm，作为进刀点。针刀体与皮肤垂直，刀口线与脊柱纵轴平行，进刀到达横突骨面后，将刀体向外移动，当有落空感时，就找到了腰椎横突间，然后采用提插刀法切割横突尖的粘连、瘢痕，一般为2～3刀，然后调转刀口线90°并切开横突间韧带。

松解椎间孔外口，先将针刀按上述方法找到腰椎横突，然后将针刀退至竖脊肌内，使刀口线与脊柱纵轴平行，调整针刀体，使之与脊柱纵轴呈45°角进刀，贴横突上缘骨面到达横突根部，当有落空感时，说明已到达椎间孔外口，用提插方法切割2～3刀。然后出针，按压针刀孔1分钟。

给予腰椎复位，主要采用腰椎侧扳法。患者侧卧位，靠床的下肢伸直，上位下肢屈曲，术者在床边与患者对面站立，以一肘压于患者肩前部，一肘压于臀部，然后在患者放松的状态下，两肘同时相对用力使患者腰扭转。当力点集中在患病的棘突上时，压于臀部的肘骤然用力，使错位的关节复位，能听到关节弹响声。

操作间隔 每周一次，直至疾病痊愈。

31.2.3　技术三

针刀定点 脊柱两侧治疗点。

操作规程 患者采用俯卧位。松解脊柱两侧治疗点，从腰椎棘突中点旁开1～1.5cm，作为进刀点。使刀口线与脊柱纵轴平行，针刀体与皮肤呈60°角，刀尖斜向脊柱侧刺到关节突骨面，纵向疏通，横向剥离，如果上关节突副突韧带钙化，可把变性部分慢慢仔细切割，然后提刀，刀刃向外倾斜45°（柄向脊柱方向倾斜）刀尖到达横突下缘，然后将刀口旋转90°，切开剥离横突间肌和横突间韧带。出针，按压针刀孔1分钟。

给予腰椎复位，主要采用腰椎侧扳法。患者侧卧位，靠床的下肢伸直，上位下肢屈曲，术者在床边与患者对面站立，以一肘压于患者肩前部，一肘压于臀部，然后在患者放松的状态下，两肘同时相对用力使患者腰扭转。当力点集中在患病的棘突上时，压于臀部的肘骤然用力，使错位的关节复位，能听到关节弹响声。

操作间隔 每周一次，直至疾病痊愈。

31.2.4　技术四

针刀定点 髂腰韧带起止点、竖脊肌骶正中嵴起点、竖脊肌骶骨背面起点。

操作规程 患者采用俯卧位。①松解髂腰韧带起点，摸准腰椎横突顶点，从腰椎棘突中点旁开3cm，作为进刀点。使刀口线与脊柱纵轴平行，针刀体与皮肤垂直，针刀到达横突骨面后，将刀体向外移动，当有落空感时，说明到达横突尖，在此用提插刀法切割横突尖肌肉起点的粘连，一般2～3刀；②松解髂腰韧带止点，在髂后上棘定位，使刀口线与脊柱纵轴平行，进刀后到达髂后上棘骨面，针刀沿髂后上棘内侧骨面进刀2cm，后用提插刀法切割髂腰韧带止点粘连2～3刀；③松解竖脊肌骶正中嵴起点，按照骨性标志找到骶正中嵴，然后作为进针点，使刀口线与脊柱纵轴平行，针刀体与皮肤垂直，针刀直达骶正中嵴骨面，在骨面上纵疏横剥3刀；④松解竖脊肌骶骨背面起点，在松解竖脊肌骶正中嵴起点的基础上，从骶正中嵴分别旁开 2cm 作为定点，从骶骨背面进针，使刀口线与脊柱纵轴平行，到达骶骨骨面，在骨面上纵疏横剥 2~3 刀，出针，按压针刀孔 1 分钟。

给予腰椎复位，主要采用腰椎侧扳法。患者侧卧位，靠床的下肢伸直，上位下肢屈曲，术者在床边与患者对面站立，以一肘压于患者肩前部，一肘压于臀部，然后在患者放松的状态下，两肘同时相对用力使患者腰扭转。当力点集中在患病的棘突上时，压于臀部的肘骤然用力，使错位的关节复位，能听到关节弹响声。

操作间隔 每周一次，直至疾病痊愈。

31.2.5 技术五

针刀定点 梨状肌处坐骨神经粘连点、臀横纹处坐骨神经粘连点、大腿中段坐骨神经粘连点、腓总神经行进路线上粘连点。

操作规程 患者采用俯卧位。①松解梨状肌处坐骨神经粘连点，选择髂后上棘和尾骨连线中点与股骨大转子尖连线中内 1/3 的交点作为进刀点。使刀口线与人体纵轴平行，针刀尖刀达梨状肌下孔处，提插 2~3 刀即可，如患者有窜麻感，是碰到坐骨神经了，应停止操作，改变刀向后再操作。②松解臀横纹处坐骨神经粘连点，选择股骨大粗隆与坐骨结节连线中点为进刀点，使刀口线与人体纵轴平行，针刀尖刀达梨状肌下孔处，提插 2~3 刀，如患者有窜麻感，是碰到坐骨神经了，应停止操作，改变刀向后再操作。③松解大腿中段坐骨神经粘连点，选择在大腿正中线上进刀，使刀口线与人体纵轴平行，达坐骨神经周围提插切割 2~3 刀。④松解腓总神经行进路线上粘连点，在腓骨头下 3cm 处进刀，使刀口线与人体纵轴平行，达腓骨面，纵疏横剥 3 刀。

给予腰椎复位，主要采用腰椎侧扳法。患者侧卧位，靠床的下肢伸直，上位下肢屈曲，术者在床边与患者对面站立，以一肘压于患者肩前部，一肘压于臀部，然后在患者放松的状态下，两肘同时相对用力使患者腰扭转。当力点集中在患病的棘突上时，压于臀部的肘骤然用力，使错位的关节复位，能听到关节弹响声。

操作间隔 每周一次，直至疾病痊愈。

32　脊柱侧弯

32.1　概述

32.1.1　概念

脊柱侧弯是脊柱的冠状位偏离正常位置，发生形态异常的表现，在脊柱前后位 X 线片上有超过 10°的侧方弯曲。他是脊柱最常见的畸形，从外形上，侧弯可以产生背部隆起畸形，产生"剃刀背"畸形，有的甚至产生"漏斗胸"或"鸡胸"畸形，同时合并这种背部畸形，可以伴随双侧肩关节不平衡或者骨盆不平衡，以及双下肢不等长，可以引起患者明显局部畸形，身高减少，胸腔和腹腔容量减少，甚至造成神经功能、呼吸功能、消化功能的损害等。脊柱侧凸畸形特指在冠状位偏离。必要时手术治疗。

脊柱侧弯可根据发病原因不同分为特发性的脊柱侧弯和退行性的脊柱侧弯。

32.1.2　病因病机

（1）中医病因病机

中医学认为，特发性脊柱侧弯属于先天肾气不足，以致后天经脉失于濡养，风寒湿邪侵袭或外伤导致太阳经气不利，日积月累，进而影响少阳、阳明诸经，发为本病。

退行性脊柱侧弯的发病原因和特发性脊柱侧弯的病因病理有相似之处，退行性脊柱侧弯属于后天过于劳累，耗损肾气太过，经脉失于濡养，风寒湿邪外袭或外伤导致太阳经气不利，日积月累，进而影响少阳、阳明诸经，发而为病。

无论是先天还是后天，都责之于肾气不足，肾精虚损，筋骨失养，诸般腰痛，素体禀赋虚弱，加之劳累过度或房劳过甚，或年老体衰，以致肾精亏损。无以濡养筋骨致椎间盘退化，而渐发为本病。外邪寒湿侵袭人体，使气血凝滞，血脉不通而发病。

（2）西医病因病机

特发性脊柱侧弯是所有脊柱侧弯中最常见的，从病因学上来讲，其病因并不十分明确，但是和基因与遗传具有一定关系，此外还存在椎旁肌肉本身分布不平衡的原因。80%病人为结构性侧弯。特发性脊柱侧弯可发生在生长期的任何阶段，但多在出生后 1 岁、5~6 岁、11 岁出现骨龄成熟 3 个生长高峰期。

退行性脊柱侧弯是一种特殊类型的脊柱侧弯，常继发于腰椎间盘及腰椎骨关节退变。该病是指成年以后新出现的侧弯，而不是被忽视的原有侧弯的进展，也不是外继发于脊柱椎体器质性病变如肿瘤、创伤骨折、结核等原因引起的侧弯。其临床特点为从退变的开始就伴随着腰痛及椎间盘突出的症状。

32.1.3 临床表现

1）特发性脊柱侧弯的临床表现多种多样，其中最常见的为"剃刀背"，患者还会发现双侧肩关节不平衡和骨盆不平衡。患者常伴有多系统症状，如头晕头痛、痛经、抑郁、多动等，容易被诊断为颈椎病、痛经、抑郁症、多动症等。呼吸系统和神经功能的受损并不多见。

2）成人脊柱侧弯的患者主要表现为腰背痛、神经根性症状、椎管狭窄症及神经源性跛行。退行性脊柱侧弯患者的腰痛症状远较退行性脊柱滑脱者严重得多，这些患者不仅有多节段、严重的退行性椎间盘病变，而且常在矢状面及冠状面上失平衡。腰背痛严重程度与患者矢状位畸形及平脱位程度相关。在体征上，患者的根性痛症状可能不伴有确切的、客观的神经体征，神经根紧张症几乎总为阴性。

32.1.4 临床诊断

（1）中医诊断

特发性脊柱侧弯，根据病史、查体一般能明确诊断，退行性脊柱侧弯多有感受寒凉、腰痛病史。

（2）西医诊断

1）特发性脊柱侧弯，有与脊柱畸形有关的病史，如患者的健康状况、年龄及性成熟等。还有既往史、手术史和外伤史。并应了解脊柱畸形的幼儿母亲妊娠期的健康状况，怀孕分娩过程中有无并发症等。家族史应注意其他人员脊柱畸形的情况。体检发现两肩不等高；肩脚一高一低；并出现背部不对称的"剃刀背征"。脊柱前后位 X 线片上有超过 10°的侧方弯曲。

2）成人脊柱侧弯，表现为腰背痛、神经根性症状、椎管狭窄症及神经源性跛行。在脊柱背伸时疼痛加重，在坐位时疼痛通常不缓解，在体征上，患者的根性痛症状可能不伴有确切的、客观的神经体征，神经根紧张症几乎总为阴性。X线片表现为侧弯大部分位于腰椎段，也可累及胸段及胸腰段。CT 和 MRI 表现为小关节突的增生肥大，黄韧带肥厚，椎间盘的变性，椎间盘突出，侧隐窝变窄，神经根受压。

32.2 小针刀技术在脊柱侧弯中的应用

32.2.1 技术一

针刀定点 棘上韧带点、棘间韧带点、左右 L3～L5 腰椎横突点、骶正中嵴上和两侧骶骨后面竖脊肌起点。

操作规程 依据慢性软组织损伤病理构架的网眼理论，在腰部病变关键点，进行针刀整体松解，非常有效。患者俯卧位，腹部置棉垫，使腰椎前屈缩小。①松解棘上韧带、棘间韧带治疗点，使针刀体与皮肤垂直，刀口线与脊柱纵轴平行，刺入约 0.5cm 达棘突间隙，将刀口线旋转 90°，垂直于肌腱韧带纤维方向，切开松解，如果有黄韧带肥厚，可将黄韧带切开。切开黄韧带时，当手下有落空感时，不能深刺。②松解左右 L_3～L_5 腰椎横突点，摸准腰椎横突顶点，从腰椎棘突中点旁开 3cm，作为进刀点。使针刀体与皮肤垂直，刀口线与脊柱纵轴平行，进刀到达横突骨面，刀体向外移动，当有落空感时，就找到了腰椎横突间，然后采用提插刀法切割横突尖的粘连、瘢痕，一般为 2～3 刀，然后调转刀口线 90°切开横突间韧带。③松解髂腰韧带止点，在髂后上棘定位，刀口线与脊柱纵轴平行，进刀后到达髂后上棘骨面，针刀沿髂后上棘内侧骨面进刀 2cm，后用提插刀法切割髂腰韧带止点粘连 2～3 刀；④松解竖脊肌骶骨背面起点，在松解竖脊肌骶正中嵴起点的基础上，从骶正中嵴分别旁开 2cm 作为定点，从骶骨背面进针，刀口线与脊柱纵轴平行，到达骶骨骨面，在骨面上纵疏横剥 2～3 刀，出针，按压针刀孔 1 分钟（图 69）。

操作间隔 每周一次，直至疾病痊愈。

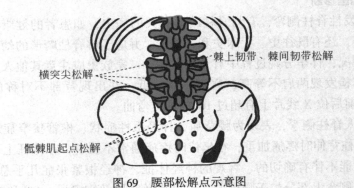

图 69 腰部松解点示意图

32.2.2 技术二

针刀定点 上段胸腰筋膜反应点、中段胸腰筋膜反应点、下段胸腰筋膜反应点（图70）。

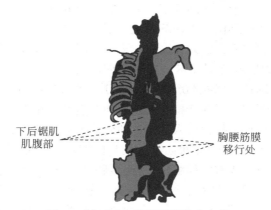

下后锯肌
肌腹部　　　　　　　　　　　　胸腰筋膜
　　　　　　　　　　　　　　　移行处

图70　针刀松解胸腰筋膜体表定位

操作规程 患者俯卧位。①松解上段胸腰筋膜，在第十二肋尖定点，刀口线与人体纵轴方向一致，针刀体与皮肤成90°角。针刀刺达第十二肋骨，调转刀口线45°，使之与第十二肋骨走行方向一致，在肋骨骨面左右前后方向铲剥2～3刀，然后贴骨面向下到肋骨下缘，提插刀法切割2刀。②松解中段胸腰筋膜，在第3腰椎棘突旁开8～10cm定点，使刀体与皮肤成90°角，刀口线与人体纵轴方向一致，进针到达筋膜移行处，纵疏横剥2～3下。③松解下段胸腰筋膜，在髂嵴中部压痛点处定点，使刀体与皮肤成90°角，刀口线与人体纵轴一致，进针到达髂嵴，调转刀口线90°，在髂嵴骨面上内外前后方向上铲剥2～3刀。范围不超过0.5cm。

操作间隔 每周一次，可与技术一交替联合运用。

32.2.3 技术三

针刀定点 下后锯肌上段肌腹部、下后锯肌中段肌腹部、下后锯肌下段肌腹部。

操作规程 患者俯卧位。①松解下后锯肌上段肌腹部，在第十二胸椎项点旁开5cm处定点，针刀体与皮肤成90°角，刀口线与人体纵轴方向一致。穿过筋膜达肌层，纵疏横剥2～3刀，范围不超过1cm。②松解下后锯肌中段肌腹部，针刀操作方法与松解下后锯肌上段肌腹部方法相同。③松解下后锯肌下段肌腹部，针刀操作方法与松解下后锯肌上段肌腹部方法相同。

操作间隔　每周一次，可与技术二联合运用。

32.2.4　技术四

针刀定点　棘上韧带、棘间韧带、关节突关节囊韧带、横突间韧带。

操作规程　患者俯卧位。①松解棘上韧带，将棘突顶点作为定点，使刀口线与脊柱纵轴平行，进刀后，针刀经皮肤、皮下组织，直达棘突骨面，在骨面上纵疏横剥2～3刀。②松解棘间韧带，在棘突间隙定位，刀口线与脊柱纵轴平行，针刀进入组织后，调转刀口线90°采用提插刀法切割2～3刀，深度不超过1cm。③松解关节突关节囊韧带，在胸椎棘突顶点向左右旁2cm处定位，刀体与皮肤垂直，刀口线与脊柱纵轴平行，刺入后直达两侧关节突关节骨面，提插刀法切割关节囊韧带3～4刀。④松解横突间韧带，在胸椎棘突顶点分别旁开3cm定位，使刀体与皮肤垂直，刀口线与脊柱纵轴平行，刺入后直达两侧横突骨面，使刀体向外移动，当有落空感时，即提示到达横突间。在此用提插刀法切割横突尖的粘连、瘢痕2～3刀，然后调转刀口线，分别在横突的上下缘，采用提插刀法，切割3～4刀。

操作间隔　每周一次，直至疾病痊愈。

33　强直性脊柱炎

33.1　概述

33.1.1　概念

强直性脊柱炎是一种慢性炎性疾病，主要侵犯骶髂关节、脊柱骨突、脊柱旁软组织及外周关节，并可伴发关节外表现。临床主要表现为腰、背、颈、臀、髋部疼痛以及关节肿痛，严重者可发生脊柱畸形和关节强直，并可有不同程度的眼、肺、心血管、肾等多个器官的损害。强直性脊柱炎主要发生在年轻人身上，20～30岁是发病的高峰年龄。疾病的形式多种多样，早期往往缺乏特征性临床表现，被误诊为类风湿、腰椎间盘突出、腰肌劳损等病者并不鲜见。延误治疗或治疗不当，可造成终身残疾。因此，对该病要做到早诊断、早治疗，以最大限度降低致残率，提高生活质量。强直性脊柱炎是一种具有家族遗传性的免疫反应性疾病，因此有遗传家族史的人要引起重视，预防本病的发生。

33.1.2　病因病机

（1）中医病因病机

中医学认为强直性脊柱炎属"痹证"的范畴，由于人体脏腑功能偏颇，营卫气血失调，肌表、经络遭受风、寒、湿、热之邪的侵袭，使气血经络为病邪所阻，局部失于营养，而引起的以经脉、肌肤、关节、筋骨的疼痛、麻木、重着、肿胀、屈伸不利，甚至强直、畸形、损及脏腑为临床特征的一类疾病。

目前多数学者认为强直性脊柱炎的病因病机是由于禀赋不足，素体虚弱，肝肾精血不足，肾督亏虚，风寒湿之邪乘虚深侵肾督，筋脉失调，骨质受损。性质为本虚标实，肾督虚为本，风寒湿为标，寒湿之邪深侵肾督，督脉受病，又可累及全身多个脏腑。

（2）西医病因病机

1）认为本病直接或间接与细菌、病毒感染有关。很多病例因感冒、扁桃体炎等感染引起。但是经研究发现细菌种类很不一致，患者血液、关节中也从未培养出致病菌株。抗生素对疾病的症状和病程发展并无直接影响。

2）自身免疫学说，起病时关节腔内有感染源侵入，作为抗原刺激骨膜或局部淋巴结中的浆细胞，产生特殊抗体。另一方面，抗原抗体复合物能促进中性粒细胞、巨噬细胞和滑膜细胞的吞噬作用，吞噬抗原抗体的复合物成为类风湿细胞。为消除这种复合物，类风湿细胞中的溶酶体向细胞内释放出多种酶，细胞一旦破裂，这种酶外流，导致关节软组织滑膜、关节囊、软骨、软骨下骨质的损坏，从而引起局部病变（图71）。

3）本病有一定的遗传因素，与机体的内分泌系统有关。

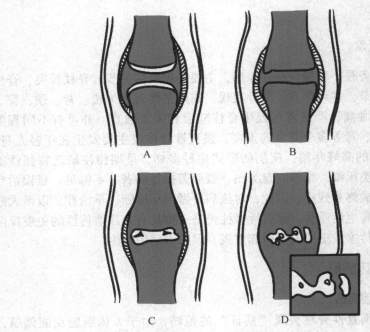

图71 强直性脊柱炎中滑囊骨化过程示意图

33.1.3 临床表现

1）全身症状。绝大多数的强直性脊柱炎发病于青年期，起病往往隐匿；40岁以上发病者少见。女性病变发展缓慢，往往诊断延迟。强直性脊柱炎是一种全身性疾病，可有厌食、低热、乏力、体重下降和轻度贫血等全身性症状，多数表现为大腿疼痛。

2）局部表现。主要累及骶髂关节、脊柱和外周关节。下腰痛和脊柱僵硬是最为常见的表现。下腰痛发生缓慢，呈钝痛状，有时牵涉至臀部。也可以疼痛很严重，集中在骶髂关节附近，放射至髂嵴、股骨大转子与股后部，一开始疼痛或为双侧，或为单侧，但几个月后都变为双侧性，并出现下腰部僵硬。晨僵是极常见的症状，可以持续数小时之久。长期不活动使僵硬更为明显，患者往往诉说由于僵硬与疼痛，起床十分困难，只能向侧方翻身，滚下床沿才能起立。早期体征主要有轻度腰椎活动受限，主要表现在过伸或侧屈动作。骶髂关节处可有压痛，但一般不严重，随着病变进展，骶髂关节处于强直，此时该部位完全无痛，主要表现为脊柱强硬。病变继续发展便会出现胸椎后凸与颈椎发病。严重时可有重度驼背畸形，患者双目无法平视，只能靠屈曲髋与膝才能得以代偿。颈部表现，一般发病较迟，也有只发展至胸段便不再向上延伸的患者。少数患者早期即发生颈部症状，并迅速强直于屈颈位（图72）。

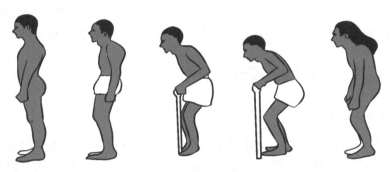

图72　强直性脊柱炎演化过程

3）随着胸廓扩张度减弱病变向胸段脊柱发展，肋脊关节受累，此时出现胸痛，并有放射性肋间神经痛。后期，由于重度脊柱后凸与胸廓扩张能力丧失，使肺通气功能明显减退。

4）强直性脊柱炎可出现周围关节炎，以髋关节最为常见。通常为双侧性，起病慢，很快出现屈曲挛缩和强直，为保持直立位，往往膝部有代偿性屈曲。肩关节为第二个好发部位。

5）关节外骨骼压痛点主要发生在胸肋交界处、棘突、髂嵴、股骨大转子、胫骨结节、坐骨结节和足跟，有时这些症状也可以在早期出现。

6）骨骼外病变主要为眼部病变，主要症状为结膜炎、虹膜炎或急性葡萄膜炎。心脏表现见于晚期病情较重的患者，如出现主动脉瓣关闭不全、房室或束支传导障碍、心包炎、心肌炎、心脏扩大等。肺部表现为少数患者发生肺尖纤维化，出现咳痰、咯血和气促，并发感染或胸膜炎时症状较重。胸廓僵硬可导致吸气时不能充分扩张肺部。神经系统病变常为继发性，有自发性寰枕关节半脱位和马尾神经受压表现。后者表现为大小便障碍与会阴部鞍区麻木。

33.1.4　临床诊断

1）下腰痛和僵硬超过3个月。

2）胸廓疼痛和僵硬，腰椎活动受限。

3）扩胸受限。

4）有虹膜炎病史。

5）X线检查：双侧骶髂关节面模糊，软骨下可见致密影，关节间隙消失，晚期脊柱呈"竹节样"改变。

6）实验室检查：白细胞计数正常或升高，淋巴细胞比例稍增加，血红蛋白降低，活动期血沉增快，抗"O"不高，血清类风湿因子多为阴性，HLA ~ B27阳性。约50%患者碱性磷酸酶升高，血清肌酸磷酸激酶也常升高。

以上 1 ~ 6 项中具备 4 项或第六项加任一项，即可确诊。诊断主要根据病史、体征和 X 线检查等，对较晚期或已有脊柱强直性驼背的患者，容易诊断。

33. 2　小针刀技术在强直性脊柱炎中的应用

33. 2. 1　技术一

针刀定点　棘上韧带、棘间韧带、关节突关节囊韧带、横突间韧带。

操作规程　针对单节段脊椎后外侧软组织针刀松解。①松解棘上韧带，从棘突顶点进针刀，刀口线与脊柱纵轴平行，针刀经皮肤、皮下组织，直达棘突骨面，在骨面纵疏横剥 2 ~ 3 刀，对棘上韧带钙化或者骨化，用重力切开，将针刀刃刺入棘上韧带，达棘突顶点，然后纵疏横剥 2 ~ 3 刀，直到刀下有松动感为止。②松解棘间韧带，术者手持针刀，从棘突间隙进针刀，使刀口线与脊柱纵轴平行，刺入后，调转刀口线 90°，使用提插刀法切割 2 ~ 3 刀，深度不超过 1cm。对棘间韧带钙化或者骨化，用重力切开，将针刀刃刺入棘间韧带 1cm，然后用提插法切割 2 ~ 3 刀，直到刀下有松动感为止。③松解关节突关节囊韧带，颈椎病变者从棘突顶点向左右旁开 1.5 cm 处进刀，胸椎病变者从棘突顶点向左右旁开 2cm 处进刀；腰椎病变者从棘突顶点向左右旁开 3cm 处进刀。术者刺手持针刀，刀口线与脊柱纵轴平行，针刀刺入，直达两侧关节突关节骨面位置，用提插刀法切割关节囊韧带 3 ~ 4 刀。④松解横突间韧带，颈椎病变者从棘突顶点向左右旁开 2.5 cm 处进刀，胸椎病变者从棘突顶点向左右旁开 3cm 处进刀，腰椎病变者从棘突顶点向左右旁开 4cm 处进刀。术者手持针刀，使刀口线与脊柱纵轴平行，将针刀刺入，直达两侧横突骨面，再将刀体向外移动，当有落空感时，即到达横突尖，用提插刀法切割横突尖的粘连、瘢痕 2 ~ 3 刀。然后，调转刀口线，分别在横突的上下缘，用提插刀法切割 3 ~ 4 刀，以切断部分横突间韧带（图 73）。

操作间隔　每两周一次，直至疾病痊愈。

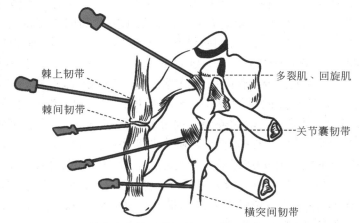

棘上韧带

棘间韧带

多裂肌、回旋肌

关节囊韧带

横突间韧带

图73 单节段脊椎后外侧软组织针刀松解术示意图

33.2.2 技术二

针刀定点 驼背驼峰处及上、下2个节段脊柱软组织的粘连、瘢痕、挛缩和堵塞点。由第一次针刀已松解的节段向上定3个节段。第一次针刀已松解的节段向下定3个节段。

操作规程 针对胸背部病变的针刀松解。①松解针刀操作方法详见单节段脊柱后外侧软组织针刀松解术。针刀操作方法详见单节段脊柱后外侧软组织针刀松解术。②松解由第一次针刀已松解的节段向上定3个节段。针刀操作方法详见单节段脊柱后外侧软组织针刀松解术。③松解第一次针刀已松解的节段向下定3个节段。针刀操作方法详见单节段脊柱后外侧软组织针刀松解术。

操作间隔 每2周一次,可与"技术一"交替进行。

33.2.3 技术三

针刀定点 $T_{12} \sim L_1$ 棘上韧带、棘间韧带;$T_{12} \sim L_1$ 左侧肋横突关节囊韧带;$T_{12} \sim L_1$ 右侧肋横突关节囊韧带;$T_{11} \sim T_{12}$、$L_1 \sim L_2$ 棘上韧带、棘间韧带;T_{12} 右侧的多裂肌、回旋肌止点;$L_1 \sim L_2$ 横突间韧带。

操作规程 松解胸腰结合部的强直。①松解 $T_{12} \sim L_1$ 棘上韧带、棘间韧带,在 T_{12} 棘突顶点下缘定位,刀口线与人体纵轴方向一致,针刀体先向头侧倾斜45°,与胸椎棘突成60°角,针刀刺入,达棘突骨面,纵疏横剥2~3刀。然后将针刀体逐渐向脚侧倾斜使之与胸椎棘突走行方向一致,从 T_{12} 棘突下缘骨面沿 $T_{12} \sim L_1$ 棘间方向用提插刀法切割棘间韧带2~3刀。②松解 $T_{12} \sim L_1$ 左侧肋横突关节囊韧带，在 T_{12} ~ L_1 棘间中点旁开 3cm 处定点，刀口线与人体纵轴方向一致。针刀体与皮肤成 90°角，刺达横突骨面，沿横突骨面向外至横突尖部，纵疏横剥 2 ~ 3 刀。③松解 T_{12} ~ L_1 右侧肋横突关节囊韧带，针刀松解方法参照 T_{12} ~ L_1 左侧肋横突关节囊韧带松解方法。④松解 T_{11} ~ T_{12}、L_1 ~ L_2 棘上韧带、棘间韧带，参照 T_{12} ~ L_1 棘上韧带、棘间韧带松解方法。⑤松解 T_{12} 右侧的多裂肌、回旋肌止点。在 T_{12} 棘突顶点向右侧旁开 0.5cm 处进针刀，刀口线与脊柱纵轴平行，到达棘突根部后，从骨面右侧贴棘突，向棘突根部铲剥 3 ~ 4 刀，直到刀下有松动感。其他节段多裂肌、回旋肌止点松解参照此法操作（图74）。⑥松解 L_1 ~ L_2 横突间韧带，在棘突顶点分别旁开 4cm 处定点，使刀口线与脊柱纵轴平行，刺达两侧横突骨面，然后将刀体向外移动，即到达横突尖，在此用提插刀法切割横突尖的粘连、瘢痕 2 ~ 3 刀，调转针刀体与横突长轴方向一致，分别在横突的上下缘，提插刀法切割 3 ~ 5 刀（图75）。

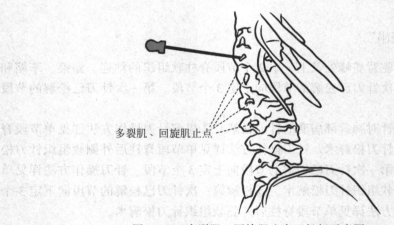

多裂肌、回旋肌止点

图74 T_{12}多裂肌、回旋肌止点刀松解示意图

操作间隔 每 2 周一次，直至疾病痊愈。

33.2.4 技术四

针刀定点 耻骨联合的压痛点、髂嵴的压痛点以及腹直肌肌腹的压痛点。

操作规程 ①松解腹直肌肌腹部。刀口线与人体纵轴方向一致，针刀体与皮肤垂直，针刀刺达腹直肌肌腹部，纵疏横剥 3 ~ 4 刀，对侧腹直肌肌腹松解方法与此相同。②松解髂嵴的压痛点，刀口线与人体纵轴方向一致，针刀体与皮肤垂直，到达髂嵴前，调转刀口线 90°，铲剥 3 ~ 4 刀。③松解耻骨联合的压痛点，摸准耻骨联合位置，刀口线与人体纵轴方向一致，针刀体与皮肤垂直，针刀刺入，到达耻骨联合纤维软骨表面，纵疏横剥 3 ~ 4 刀（图76）。

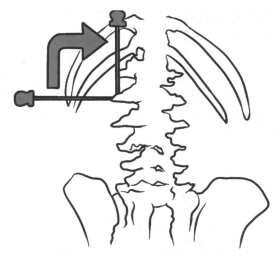

图 75 松解 $L_1 \sim L_2$ 横突间韧带

操作间隔 每 2 周一次，结合前三个技术进行治疗。

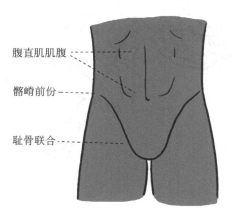

腹直肌肌腹

髂嵴前份

耻骨联合

图 76 腹直肌肌腹、耻骨联合及髂嵴压痛点的体表定位

33.2.5 技术五

针刀定点 髋关节髋股韧带及髋关节前面关节囊，髋关节髋股韧带、髋关节外面关节囊，髋关节后侧关节囊及骨性强直。

操作规程 ①松解髋关节髋股韧带及髋关节前面关节囊及骨性强直。从髋关节前侧关节穿刺点进针刀，刀口线与人体纵轴一致，针刀体与皮肤垂直，针刀刺达髋股韧带中部，纵疏横剥 2 刀。当有落空感时，即到达关节腔，继续进针刀，找到髋关节间隙，横行剥离的同时进针刀，深入髋关节间隙，以打开股骨头与髋

127

臼的骨性联结。②松解髋关节髋股韧带、髋关节外面关节囊及骨性强直，刀口线与人体纵轴方向一致，针刀体与皮肤垂直，到达股骨大转子尖部，沿股骨颈干角方向继续进针刀，找到髋关节外侧间隙，横行剥离的同时进针刀，深入髋关节间隙。以打开股骨头与髋臼的骨性联结。③松解髋关节后侧关节囊及骨性强直，刀口线与下肢纵轴方向一致，针刀体与皮肤垂直，刺达股骨大转子尖部后侧，紧贴骨面，沿股骨颈干角方向继续进针刀，找到髋关节后侧间隙，横行剥离的同时进针刀，深入髋关节间隙，以打开股骨头与髋臼的骨性联结（图77）。

操作间隔　每2周一次，直至疾病痊愈。

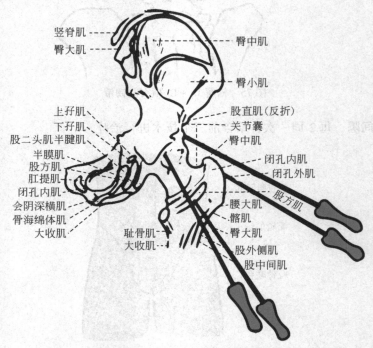

图77　髋关节前后外侧松解示意图

34　腰背肌筋膜劳损

34.1　概述

34.1.1　概念

腰背肌筋膜劳损又称腰背肌筋膜炎，是指因寒冷、潮湿、慢性劳损而使腰背部肌筋膜及肌组织发生水肿、渗出及纤维性变，而出现的一系列临床症状。

34.1.2　病因病机

（1）中医病因病机

腰背肌筋膜劳损属于中医学中"劳损"、"筋痹"范畴。引起腰肌筋膜劳损的原因较多，常见的原因有长期从事腰部持力或弯腰活动工作，以及长期的腰部姿势不良等，这些原因都可引起腰背肌肉筋膜劳损、筋膜松弛、慢性的撕裂伤、瘀血凝滞以致腰痛难愈。亦有平素体虚，肾气虚弱，外感风寒湿邪，留滞肌肉筋脉，以致筋膜不和，肌肉拘挛，经络阻闭，气血运行障碍而致慢性腰痛。

（2）西医病因病机

潮湿、寒冷的气候环境，是最多见的原因之一，湿冷可使腰背部肌肉血管收缩，缺血，水肿引起局部纤维浆液渗出，最终形成纤维组织炎。慢性劳损为另一重要发病因素，腰背部肌肉、筋膜受损后发生纤维化改变，使软组织处于高张力状态。从而出现微小的撕裂性损伤，最后又使纤维样组织增多、收缩，挤压局部的毛细血管和末梢神经出现疼痛。其他如经常一个姿势坐着、缺少相应的活动、久坐电脑前及病毒感染、风湿症的肌肉变态反应等都是诱因。

34.1.3　临床表现

本病主要表现为腰背部弥漫性钝痛，尤以两侧腰肌及髂嵴上方更为明显。局部疼痛、发凉、皮肤麻木、肌肉痉挛和运动障碍。疼痛特点是：晨起痛，日间轻，傍晚复重，长时间不活动或活动过度均可诱发疼痛，病程长，且易因劳累及气候变化而发作。查体时患部有明显的局限性压痛点，触摸此点可引起疼痛和放射。有时可触觉到肌筋膜内有结节状物，此结节称为筋膜脂肪疝。

34.1.4 临床诊断

(1) 中医诊断

有劳损、腰背部外伤后治疗不当或外感风寒湿等病史。腰背部酸困，肌肉僵硬，有沉重感，疼痛常与天气变化有关，阴雨天及劳累后可使症状加重，腰背部有固定压痛点，腰背部活动多正常。

(2) 西医诊断

1）主要表现为腰背部弥漫性钝痛，尤以两侧腰肌及髂嵴上方更为明显。腰部疼痛、发凉、皮肤麻木、肌肉痉挛和运动障碍。

2）晨起痛，日间轻，傍晚复重，长时间不活动或过度活动均可诱发疼痛，病程长，且因劳累及气候性变化而发作。

3）查体时患部有明显的局限性压痛点，触摸此点可引起疼痛和放射。

4）用普鲁卡因注射痛点后疼痛消失。

5）X 线检查无异常。实验室检查抗"O"或血沉正常或稍高。

6）磁共振 MRI 检查，腰背部皮下可见条片状长 T_1、长 T_2 信号，边界较清，为渗出的液体信号。

34.2 小针刀技术在腰背肌肋膜劳损中的应用

34.2.1 技术一

针刀定点 脊神经后支由筋膜穿出的部位敏感压痛点。

操作规程 选准压痛点。用 0.5% 普鲁卡因在压痛点注射一个皮丘，选凹刃针刀或平刃针刀，使刀口线与人体纵轴平行，针体垂直于皮肤刺入，缓慢进针至浅层筋膜上，探寻被卡压的腰背皮神经，刺中时疼痛剧烈，即是病变部位。在此处切割松解筋膜，有筋结、筋束者一并切开。

操作间隔 每周一次，直至疾病痊愈。

34.2.1 技术二

针刀定点 皮肤有增厚、粗糙、皱褶等病变处。

操作规程 在病变部位下缘定点，将钩针刀刃立起，尖部垂直于皮肤，刺入，令钩针刀之钩刺入皮下，向右旋转针体90°，使钩针刀刃平放，针柄与皮肤约呈15°角，向前平推1cm左右，该处若有粘连或瘢痕组织可被钩针刀背钝性推开。再向左旋转针体90°。使针刀钩刃立起来，垂直于筋膜，下压针柄，将钩刀刺入浅筋膜，可闻"嘎嘣"的突破筋膜声，手下有突破感。然后上提针柄，使针体与皮肤约呈 45°～60°角，针刀钩钩住腰背浅层筋膜，回拉针刀、可听到"吱"的筋膜割裂声，针刀从原孔起出。

操作间隔 每周一次，直至疾病痊愈。

35 第 3 腰椎横突综合征

35.1 概述

35.1.1 概念

第 3 腰椎横突综合征是由于第 3 腰椎横突周围组织的损伤,造成慢性腰痛,出现以第 3 腰椎横突处明显压痛为主要特征的疾病,亦称第 3 腰椎横突滑囊炎或第 3 腰椎横突周围炎。因其可影响邻近的神经纤维,故常伴有下肢疼痛。本病多见于青壮年,尤以体力劳动者常见。

35.1.2 病因病机

(1) 中医病因病机

属中医"痹证"、腰痛范畴。中医认为它由先天禀赋不足并感受寒凉、劳损等引起。

(2) 西医病因病机

导致本病的内因是第 3 腰椎横突由于解剖学和生物力学因素,所受的应力较大,腰椎前屈、侧弯及旋转运动时易致横突尖端附着的软组织出现肌肉撕裂、小血管破裂等病理变化,引起组织水肿,压迫和刺激腰神经后支的外侧肢,引起所支配的肌肉痉挛,并在局部形成中纤维化、瘢痕样组织,出现一系列症状。寒冷刺激诱发本病。

35.1.3 临床表现

本病主要症状为腰部慢性、间歇性酸胀、疼痛乏力。酸痛部位较为广泛,患者基本不能指出具体的疼痛点,腰部容易疲劳。难以维持单一姿势,劳动后腰部症状明显加重。慢性期无明显体征,急性发作时腰部肌张力增高,运动功能受限,第 3 腰椎横突的顶端有压痛,呈结节状或条索状。

35.1.4 临床诊断

(1) 中医诊断

1) 有外伤或劳损史。

2）临床症状有腰部中段单侧或双侧疼痛，腰部不灵活甚至强直，不能弯腰、久坐、久行，夜间翻身困难，甚者生活不能自理，对天气变化较敏感。部分患者疼痛向同侧臀部或下肢放射。

3）第3腰椎横突尖部单侧或双侧有明显或敏感压痛，甚至其横突尖部可触之大小不等的硬结或条索状物。

(2) 西医诊断

1）病史。从事体力劳动的青壮年男性和长期坐位、弯腰工作的人，多半有外伤史。

2）疼痛。腰痛或向臀部放散，腰部活动受限。不能弯腰、久坐、久站，严重时行走困难，甚者生活无法自理。

3）压痛。第3腰椎横突尖端有明显的局限性压痛，位置固定不移，面积在$2cm^2$以内。此处可触及较长的横突，病程越长、病情越重则横突尖端越粗大，有时可触及纤维性的软骨组织硬结。

4）屈躯试验阳性。

5）X线检查多见腰3横突较长，部分患者横突末端骨密度较高，可见新月阴影。有的患者第2腰椎横突尖也有高密度表现。部分患者有脊柱侧弯，以腰3为中心的腰椎侧弯常见。CT等多无异常。

35.2　小针刀技术在第3腰椎横突综合征中的应用

35.2.1　技术一

针刀定点　第3腰椎横突尖部压痛点。

操作规程　患者取俯卧位，常规消毒铺巾，腹下垫一软枕，使腰椎段处于稍前屈位，在第3腰椎横突尖部找准敏感压痛点，局部常规消毒，术者戴无菌手套，取2号针刀，使刀口线与躯干纵轴平行，刀体垂直于皮面刺入，到达腰3横突背侧骨面，刀刃接触到横突骨面时，用横行剥离法，将粘连在横突骨面和尖端的肌、筋膜、神经等组织剥离松解开，刀下有松动感后出刀。

注意事项　针刀定点必须准确，如果深度已到达腰三横突骨面，做剥离时，针刀绝不能离开横突背侧和尖端骨面，才能获得安全的保证。

操作间隔　每两次治疗间隔1周，2次为一个疗程。

36 髂腰韧带损伤

36.1 概述

36.1.1 概念

髂腰韧带损伤是指在弯腰时突然遭受外力或负重时腰肌突然失力而引起的急慢性损伤，从而导致腰背疼痛和活动功能障碍的一种病症。本病好发于青壮年体力劳动者，男性多于女性。

髂腰韧带因其肥厚而坚韧，即使受到暴力损伤也不会完全断裂，只会发生局部损伤。它是稳定第4、5腰椎的强有力结构，也使髂骨和第4、5腰椎的连接更为稳固。因第4、5腰椎为人体躯干应力的集中点，腰部伸、屈和侧弯时，髂腰韧带都要受到相应的应力影响，因此损伤的机会较多。髂腰韧带因在第4、5腰椎横突和髂嵴内侧之间，有骨性组织覆盖（图78）。病变后，疼痛深在，且触压不到，给诊断和治疗都带来一定的困难。所以患此病后被治愈者不多，大多数年久不愈，或自我代偿修复自愈。

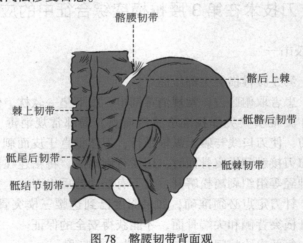

图 78 髂腰韧带背面观

36.1.2 病因病机

（1）中医病因病机

髂腰韧带损伤属于中医学"筋伤"范畴。外因主要是由于外伤，外伤导致

134

经脉拘急，气血运行不畅，血不荣筋而致病。内因主要是先天肾气不足，或者后天耗损太过，腰为肾之府，肾气不充，不养腰府，或感受风寒湿邪，导致腰部虚损而发病。

（2）西医病因病机

1）劳损致伤：由于第 5 腰椎活动度较大，当腰脊柱前屈至一定程度时，髂腰韧带即受到牵拉而紧张，限制前屈运动。经常长时间的腰部过度前屈，可引起慢性积累性劳损。

2）外力伤害：在前屈位时突然旋转腰部等，易使一侧韧带损伤。腰部受外力挫伤，如重物撞击，汽车撞伤等所致，此种损伤常较重，多并发骨折、脱位或神经损伤。

3）第 5 腰椎的先天变异较多，如一侧腰椎骶化或骶椎腰化，使髂腰韧带的位置发生改变，失去力学稳定性，从而易发生损伤。

36.1.3 临床表现

1）有弯腰劳动突然受重力牵拉或弯腰负重史。

2）疼痛的性质一般是牵扯样的，也有呈酸困状的疼痛，往往在久坐、久站、久行或早晨起床以后加重。有些患者的疼痛可向对侧腰部或向同侧腹股沟内侧、臀部和大腿内上方放散，很少超过膝关节。

3）第 5 腰椎两侧或一侧深在性疼痛。患者只能指出疼痛部位，指不出明显的痛点，腰部屈伸、侧屈、旋转活动时受限，搬重物时容易引起剧痛。

36.1.4 临床诊断

（1）中医诊断

常有外伤史或者弯腰负重史，并且有腰部疼痛，在第 4 腰椎和第 5 腰椎处外侧缘和髂骨内嵴之间的髂腰角有深在性压痛。

（2）西医诊断

1）有外伤史和劳损史，以劳伤者为多。

2）下腰部疼痛、僵硬，劳累或腰部过度活动后加重。

3）下腰部外观常无明显变化，但用拇指由第 5 腰椎棘突向髂嵴方向按压时，可有疼痛出现，特别是在髂嵴按压时疼痛较为明显。在髂腰三角近髂骨处按压有深压痛。

4）站立检查时，可发现患侧髂嵴比健侧高，患侧下肢也相应比健侧下肢缩短。若两腿长度相差大于 1.25cm，行走时即可出现跛行。做上体侧屈动作时，出现疼痛或疼痛加重（有的向患侧屈时痛，有的向健侧屈时痛，有的无论向哪一侧屈都痛）。屈膝屈髋试验阳性：患者仰卧位，健侧下肢伸直放于床上，患侧下肢充分屈曲时外展外旋髋关节，出现下腰部疼痛为阳性。

5）X线检查多无异常发现。

36.2　小针刀技术在髂腰韧带损伤中的应用

36.2.1　技术一

针刀定点　偏向于第4、5腰椎横突的压痛点、偏于髂嵴的压痛点。

操作规程　①松解偏向于第4、5腰椎横突的压痛点，以第4、5横突为依据，针体和背平面垂直，刀口线和骶棘肌走向平行。从横突末端的骨平面进针，当刀刃到达横突骨平面后，将刀口线转动90°左右，使其与横突的纵轴平行，将刀刃滑到横突顶端，并使针体沿横突纵轴线向外侧倾斜，使针体与腰外侧平面呈30°角，先纵行剥离，再横行剥离，然后将刀口线转90°，做切开剥离1~2刀，出针，盖上无菌纱布方巾后，一手固定患侧髂嵴处，令患者向健侧过度侧屈2~3次即可。②松解偏于髂嵴的压痛点，以靠近痛点的髂骨边缘为进针点，针体和进针部的皮肤平面垂直，使刀口线与进针点和第5腰椎横突的连线平行，然后刺入，深达骨面后，使刀刃滑至髂嵴边缘的内唇。然后使针体沿刀口线方向向第5腰椎横突方向倾斜，使针体与内侧皮肤平面呈15°角，令刀刃紧扣髂嵴边缘内唇的骨面，采用纵向疏通、横向剥离手法，若髂嵴较健侧高，针刀操作阻力较大时，可再将刀口线旋转90°，即与髂腰韧带的纤维方向垂直，纵切几刀，针下有轻松感后出针。覆盖上无菌纱布方巾后，一手固定患侧髂嵴处，令患者向健侧过度侧屈2~3次即可。

针刀治疗完毕，给予手法治疗，用拇指按压第5腰椎患侧，嘱患者向对侧过度弯腰数次即可。

日常患者应该坚持腰部肌肉功能锻炼。

操作间隔　每周一次，直至疾病痊愈。

37　臀上皮神经损伤

37.1　概述

37.1.1　概念

臀上皮神经损伤又叫臀上皮神经卡压综合征，是臀上皮神经在其越过髂嵴及穿出臀部深筋膜处受牵拉、压迫等损伤而造成的疼痛综合征。该病占急性腰臀部软组织损伤的40%～60%，易反复，是引起腰腿痛的主要原因之一。该病无年龄特点，主要表现为沿大腿后侧放射至膝关节的持续性疼痛，疼痛部位较固定，活动时疼痛加剧。

37.1.2　病因病机

（1）中医病因病机

臀上皮神经损伤属于中医学"慢性腰痛"、"筋出槽"的范畴。腰痛之因，不外外感和内伤二因。寒湿腰痛，多因劳作汗出外感风寒，或久卧湿地。寒湿之邪客于经络，气血阻滞，痹阻不通所致。腰肌劳损，多因劳累过度，闪挫跌仆，经筋络脉受损，或因各种原因引起的体位不正，都可致气滞血瘀，脉络多损，发为腰痛。肾虚腰痛，多因久病肾虚，或房劳过度，精血耗伤，肾脉失于濡养，亦可造成腰痛。

（2）西医病因病机

臀上皮神经经解剖证实没有沟槽结构，当背部皮肌长期紧张，走行于髂嵴上方的部分神经或纤维束，容易受到磨损，产生水肿充血，神经变粗大，周围软组织发生无菌性炎症，充血肿胀，造成疼痛。

1）解剖因素有些患者髂嵴较正常人高且外翻，臀上皮神经越过时张力过大，易损伤。肥胖的中老年女性易发生骶髂脂肪疝嵌顿，压迫臀上皮神经。

2）损伤臀上皮神经穿出由骶髂筋膜形成的卵圆形空隙处是较薄弱的环节。身体扭转造成腰部损伤时，臀肌强力收缩，局部压力增高，筋膜深部脂肪组织从该孔隙处向浅表层疝出、嵌顿等机械性损伤，造成神经水肿粘连而致腰痛。

37.1.3　临床表现

本病主要的症状为患侧腰臀部疼痛，呈刺痛、酸痛、撕裂样疼痛，大腿后侧膝以上部位可有牵扯痛，但不过膝。急性期疼痛较剧烈，弯腰受限，起坐困难，由坐位改站位时需攀扶他人或物体。患者常诉疼痛部位较深，疼痛区域模糊，没有明显的分布界限。检查时可在髂嵴中点直下 3~4cm 处触及条索样硬物，压痛明显，有麻胀感。直腿抬高试验阳性，但不出现神经根性症状。

37.1.4　临床诊断

（1）中医诊断

本病主要表现为患侧腰臀部尤其是臀部的疼痛，呈刺痛、酸痛或撕裂样疼痛。而且疼痛常常是持续发生的，很少有间断发生。一般疼痛的部位较深，疼痛区域模糊，没有明确的界限。急性期疼痛较剧烈，并可向大腿后侧放射，但常不超过膝关节。患侧臀部有麻木感，似无下肢麻木。患者常诉起坐困难，弯腰时疼痛加重。

（2）西医诊断

1）有腰臀部闪挫伤或慢性劳损史。

2）一侧腰臀部刺痛或酸痛，急性损伤疼痛较剧，可有下肢牵扯痛，但多不过膝，弯腰明显受限。

3）起坐困难，由坐位改为直立位或直立位坐下时，感觉疼痛。

4）多数患者可以检查到固定的压痛点，一般在腰部竖脊肌外缘与髂嵴交界处或髂嵴中点及其下方，按压时可有胀痛或麻木感，并向同侧大腿后方放射，一般放射痛不超过膝关节。直腿抬高试验多为阴性，但有 10% 的患者可出现直腿抬高试验阳性。膝膜反射正常。腱反射正常。

37.2　小针刀技术在臀上皮神经损伤中的应用

37.2.1　技术一

针刀定点　第三腰椎横突点，髂嵴中后部。

操作规程　①松解臀上皮神经入臀点的粘连和瘢痕：在髂嵴中后部压痛点定位。刀口线与脊柱纵轴平行，针刀经皮肤、皮下组织，直达髂骨骨面，刀体向上移动，当有落空感时，即到达髂嵴上缘臀上皮神经的入臀点，在此纵疏横剥 2~3 刀，深度不超过 1cm，以松解臀上皮神经入臀点的粘连和瘢痕。②解腰 3 横突点的粘连和瘢痕：从腰 3 棘突中点旁开 3cm，在此定位。刀口线与脊柱纵轴平行，针刀经皮肤、皮下组织，直达横突骨面，将刀体向外移动，当有落空感时即到达腰 3 横突尖，在此用提插刀法切割横突尖的粘连和瘢痕 2～3 刀，深度不超过 0.5cm，以松解臀上皮神经在横突尖部的粘连和瘢痕。

操作间隔　每周一次，直至疾病痊愈。

37.2.2　技术二

针刀定点　腰部竖脊肌外侧缘与髂嵴线交界处即臀上皮神经穿出骨纤维管处，及其外侧亦可扪及的压痛点。

操作规程　患者俯卧，腰部垫薄枕，暴露腰臀部皮肤。常规消毒，刀口线与躯干纵轴平行，针体与进针点皮肤垂直，刺入直达骨面后先纵行剥离 1 次，再横行剥离 1 次，退针至 0.5cm 处再重复 1 次纵横剥离。出针后用灭菌纱布压迫针孔 3～5 分钟，创可贴覆盖。

操作间隔　常经 1 次治疗后症状消失，未愈者 5～7 日后可重复治疗，直至疾病痊愈。

38 臀大肌损伤

38.1 概述

38.1.1 概念

臀大肌损伤是在外力直接或间接作用下，肌肉过度收缩或被动拉长而导致肌纤维断裂。当出现肌肉拉伤时，一般表现为完成重复动作即有疼痛。轻度肌肉拉伤常伴有伤处疼痛、局部肿胀、压痛、肌肉紧张等症状，重者则多表现为肌肉断裂、局部肿胀明显、皮下瘀血严重、肌肉功能出现障碍，在断裂处可摸到凹陷或一端异常膨大等症状。

38.1.2 病因病机

（1）中医病因病机

由于跌仆损伤或长期慢性劳损，感受风寒湿外邪，导致筋脉凝结，气血不通，血不荣筋而发病。

（2）西医病因病机

1）频繁运动或肌肉无力而又长期负重劳动，臀大肌、臀中肌、阔筋膜张肌交汇处因相互交错运动而使筋膜及臀大肌劳伤。

2）外力撞击臀大肌，如木棒打击臀部，从高处摔下臀部着地等。频繁使用爆发力做屈伸运动，内旋后蹬使臀大肌骤然、强力收缩，如跳栏运动员、跳高运动员、舞蹈演员等。以上行为均可致使臀大肌两端附着点拉伤、扭伤。

3）损伤部位出血渗出，日久机化、粘连、结瘢而影响局部血液循环、挤压周围神经而发病。

38.1.3 临床表现

腰臀部及大腿外侧不适或疼痛，大腿外展时疼痛加重。站立、行走过久则患侧腰臀部酸痛无力，跑跳时亦无力，上楼、爬坡困难。急性发作时，疼痛可下窜至股后部。

38.1.4　临床诊断

（1）中医诊断
可根据有无外伤史、局部症状以及功能障碍等方面诊断。
（2）西医诊断
1）大多患者有外伤史、劳损史。
2）屈髋屈膝并内旋患侧大腿，可使疼痛加剧。
3）髂后上棘的外缘及骶骨岬的外缘，大腿后外侧臀大肌肌腱止点处明显压痛。
4）大腿外展、跑跳时疼痛或无力。
5）骨盆 X 线检查无异常。

38.2　小针刀技术在臀大肌损伤中的应用

38.2.1　技术一

针刀定点　骶尾骨的外缘处寻找压痛点。
操作规程　针体需与皮肤呈 45°角，将刀刃向内倾斜垂直于骨面刺达骶骨外缘，患者述酸胀明显，行纵行疏通剥离法，必要时调转刀口 90°，沿刀口线与肌纤维方向垂直切割 2~3 下以松解紧张、痉挛的肌纤维。
操作间隔　每周一次，直至疾病痊愈。

38.2.2　技术二

针刀定点　大腿后外侧股骨臀肌粗隆处寻找压痛点。
操作规程　使刀口线与肌腱方向平行，将针体垂直于皮肤刺入达臀肌粗隆，先纵行疏通剥离 1~2 下，再横行摆动 1~2 下，若有结节，切开数刀或捣刺几下出针。
操作间隔　每周一次，直至疾病痊愈。

38.2.3　技术三

针刀定点　髂后上棘的外缘、骶骨背的外缘压痛点。
操作规程　刀口线与臀大肌纤维方向平行，针体垂直于髂骨上嵴后缘，进针达骨面。纵行疏通剥离，横行摆动针体，有结节者行切开剥离法。压痛部位饱满，张力增高者，可提刀刃至浅层，切割筋膜数针（图79）。
操作间隔　每周一次，直至疾病痊愈。

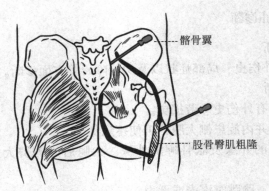

图79　臀大肌损伤松解术

38.2　以穴位注射术治疗大腿小腿后外侧的痛症

39 臀中肌损伤

39.1 概述

39.1.1 概念

臀中肌损伤是临床常见的病损之一，有急、慢性两种。臀中肌位于臀大肌的深面，起于髂嵴外侧，止于股骨大转子。其神经支配源于$L_4 \sim L_5$，S_1的臀上神经。此肌收缩时能外展和内旋大腿，是髋部主要的外展肌之一（图80）。急性损伤者，局部肿痛显著，无复杂的临床症状，极少数病例因损伤较重，内出血太多，影响附近的神经和血管，出现臀部麻木、发凉等症状。慢性者，肿胀不显著，但出现的症状较为复杂，除局部疼痛麻木外，还常常引起坐骨神经疼痛，行走受限。波及梨状肌时诊断更为困难。慢性臀中肌损伤的发病率在骨伤科疾病中较高，常被误诊为梨状肌损伤或笼统诊断为坐骨神经痛。

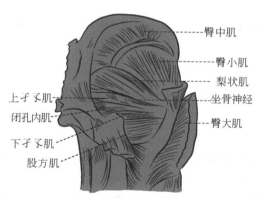

臀中肌
臀小肌
梨状肌
坐骨神经
臀大肌
上孖肌
闭孔内肌
下孖肌
股方肌

图80　臀中肌示意图

39.1.2　病因病机

（1）中医病因病机

臀中肌损伤属于中医"筋出槽"范畴，本病又分为内因和外因，中医认为"肝主筋"、"肾主骨"，肝肾亏虚则筋易伤骨易弱；外力作用可以损伤人体的皮肉筋骨而引起的各种损伤，如跌倒、坠堕、撞击、碾压、劳损等引起的各种损伤。

（2）西医病因病机

在日常生活中，身体的活动如行走、下蹲、弯腰等动作，臀中肌都起着重要的作用，日久容易损伤，出现局部肌肉的挛缩、结瘢和粘连，使活动受限。人是不断运动的，损伤部位不断受牵拉和刺激，使局部变性组织充血、肿胀，刺激周围的神经、血管而出现症状。尤其是以髋部为顶点的躯干侧方摆动（如足内翻扭伤时，因重力和惯性的作用，同侧髋部往侧方扭摆）和以髋部为轴心的腰臀部扭转（如投掷动作），常导致此肌牵拉伤。臀部肌注时，药物和机械刺激造成的臀中肌损伤也不容忽视。

39.1.3 临床表现

多缓慢发病，腰臀部酸痛、不适，劳累后加重。有相当一部分患者，无局部症状，仅表现为患侧小腿的酸胀不适感，甚至发凉、发木，需捶打或按摩方能缓解。伸膝时，小腿常有"抽筋"现象。在小腿部位按摩治疗可缓解症状。有些患者有不明原因的起步走时出现患侧踝部、足跟、底部麻痛或不适感，活动后可减轻。站立过久，行路过长，又可使上述症状加剧，出现间歇跛行症状。在局部找不到明显压痛点。严重病例者，小腿有触摸痛，但用力按压反而感到短暂的舒适，影响步行和睡眠。

39.1.4 临床诊断

（1）中医诊断

1）臀部受伤病史。

2）出现局部肌肉的挛缩、结瘢和粘连，使活动受限。

（2）西医诊断

1）外伤和劳损史。

2）不明原因，患者小腿、踝关节、足部有疼痛、酸胀感、疼痛部位无明显压痛，常规治疗不佳者。

3）患侧臀中肌部位，可查及痛性条索物，压痛点多在髂骨翼外侧臀中肌起始部。

4）患肢单腿站立或大腿用力外展时，症状加重。

5）辅助检查：X 线片主要用于排除其他原因引起的髋骶部疼痛，部分臀中肌肌腱钙化的患者也可在 X 线片上发现钙化灶。B 超及 MRI 可发现臀中肌肌腱损伤。

39.2 小针刀技术在臀中肌损伤中的应用

39.2.1 技术一

针刀定点 患者取侧卧位，患侧在上，腿屈曲，健侧在下，腿伸直，臀中肌部位的痛性条索处和压痛点即为治疗点。

操作规程 使刀口线与臀中肌纤维方向一致，针体垂直于皮肤刺入，达硬结和条索内时，针下稍有阻力感，患者自觉针下疼痛或酸胀感，有时可向大腿或小腿放散。纵切几刀后，纵行疏通剥离，若浅层无条索和硬结，可将针刀刺达髂骨面，纵行疏通剥离。

操作间隔 每周一次，直至疾病痊愈。

39.2.2 技术二

针刀定点 臀中肌的起点。

操作规程 刀口线和臀中肌纤维走向平行，针体垂直髂骨面刺入，达骨面，先纵行剥离，后横行剥离。

操作间隔 每周一次，此技术可与"技术一"配合交替进行。

39.2.3 技术三

针刀定点 臀中肌本身的疼痛点。

操作规程 以梨状肌的压痛点为进针刀点，使刀口线方向和梨状肌走行方向平行，针体和臀部平面垂直，达梨状肌肌腹后，沿梨状肌纵轴先纵行剥离，然后切开剥离 1～2 下，出针。

操作间隔 每周一次，直至疾病痊愈。

39.2.4 技术四

针刀定点 臀中肌和梨状肌痛点连线之中点。

操作规程 使刀口线方向和臀中肌纤维走行方向平行，刺入达骨面，纵行剥离 2～3 下，出针。然后使用手法治疗，弹拨梨状肌和臀肌。

操作间隔 每周一次，直至疾病痊愈。

40 梨状肌综合征

40.1 概述

40.1.1 概念

梨状肌综合征为临床常见疾病之一，又称梨状肌损伤或梨状肌孔狭窄综合征，是由于间接外力如闪、扭、下蹲、跨越等使梨状肌受到牵拉而造成撕裂，引起局部充血、水肿、痉挛，而刺激或压迫坐骨神经，产生局部疼痛和功能障碍等一系列综合征。临床症状较为复杂，在下肢神经慢性损伤中最为多见，易与腰椎间盘突出症所致坐骨神经痛混淆。常规按摩、针灸、中药等方法治疗，疗程长，见效慢，对慢性损伤更难以根治，采用针刀治疗，疗效确切。

40.1.2 病因病机

(1) 中医病因病机

大部分患者都有外伤史，如闪、扭、跨越、站立、肩扛重物下蹲、负重行走及受凉等。某些动作如下肢外展、外旋或蹲位变直位时使梨状肌被拉长、牵拉而损伤梨状肌。梨状肌损伤后，造成筋经损伤，局部气血瘀滞，导致经脉不通，不通则痛。

(2) 西医病因病机

1) 损伤、慢性劳损或感受风寒湿。梨状肌损伤多由间接外力所致，如闪、扭、跨越、下蹲等，尤其在负重时，锁关节过度外展、外旋或下蹲猛然直立用力，使梨状肌拉长，肌肉会产生保护性痉挛，突然收缩，使梨状肌因牵拉而致损伤，导致局部充血、水肿，引起无菌性炎症，从而刺激或压迫周围的神经、血管而产生症状。工作、生活环境潮湿，如经常坐、卧湿地等；长期频繁活动髋关节或持续保持一种姿势。

2) 炎症也可引起此病。如盆腔炎、腹膜炎、散髂关节炎等蔓延至梨状肌所致。

3) 变异。坐骨神经和梨状肌的解剖位里发生改变。梨状肌变异有两种类型：一是坐骨神经从梨状肌肌腹中穿出；另一类是指坐骨神经高位分支，即坐骨神经在梨状肌处就分为膝总神经和胫神经，膝总神经从梨状肌肌腹中穿出，胫神经在梨状肌下穿出（见前图80）。梨状肌若损伤或受风寒湿邪，即可使梨状肌痉挛收缩，导致梨状肌肌腹增厚、松软、弹性下降等，使梨状肌上、下孔变狭，从而刺激或压迫坐骨神经、血管等而出现一系列临床症状。

40.1.3　临床表现

本病主要表现为通过梨状肌上、下孔的神经、血管及梨状肌本身损害的症状，常有过度内外旋、外展病史。臀部深层疼痛，疼痛可呈牵拉样、刀割样或蹦跳样疼痛，且有紧缩感，沿坐骨神经分布区域逐渐出现下肢放射痛。偶有小腿外侧麻木，会阴部下坠不适。活动受限，患侧下肢不能伸直，自觉下肢短缩，或呈鸭步移行。髋关节外展、外旋活动受限。

40.1.4　临床诊断

（1）中医诊断

1）外伤史及劳损史。

2）下肢后外侧有压痛，小腿后外侧及足底麻木。

3）患者对寒邪比较敏感，一般发病与受凉或气候变化有关系。

（2）西医诊断

1）梨状肌体表投影区有明显压窜痛，并可触及到条索状隆起的肌束，有时压痛点可扩散到坐骨神经分布区域。慢性者可见臀部肌肉松软或肌肉萎缩。

2）患肢直腿抬高试验：在60°以前臀部及下肢隐约痛，但超过60°时疼痛反而减轻。经此可区别于腰椎间盘突出症。

3）梨状肌紧张试验阳性。患者取仰卧位，双下肢伸直，医者手握患者足部使患肢被动内收内旋，此时患肢出现坐骨神经反射痛者即为阳性。

4）大腿内旋抗阻力试验阳性。

5）内收髋试验阳性：患肢向健肢上交叉时，引起患肢疼痛。

6）影像学检查，X线片常无异常改变。

7）实验室检查，实验室检查常无阳性发现。

40.2　小针刀技术在梨状肌综合征中的应用

40.2.1　技术一

针刀定点　梨状肌体表投影的压痛点（髂后上棘、尾骨连线中点与大转子连线的中点的中内1/3点）（图81）。

操作规程　患者俯卧，取梨状肌体表投影的压痛点（髂后上棘、尾骨连线中

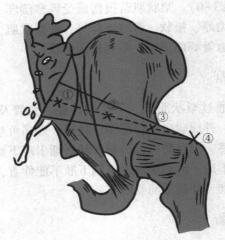

图 81　梨状肌投影区

点与大转子连线的中点的中内 1/3 点）作为进针刀点。常规皮肤消毒后进针刀，刀口线与坐骨神经走向平行，针刀体与皮肤表面垂直。刺入后探索进针，当针刀通过臀大肌，达到梨状肌时，可能会出现空虚的感觉，如果该肌粘连变性会有硬韧酸胀感，同时会有麻窜感，如麻窜强烈并沿坐骨神经下传，提示针刀已触及神经干，需提起针刀向外侧移动 5mm，再进针刀，出现酸胀感处即为病变处，先排切 2～3 刀，横行剥离 1 次，再纵行疏通 1 次。然后出针。

出刀后，给予相应手法治疗。患者仰卧，屈髋屈膝 90°，术者用手压住患者膝部外侧，让患者做外旋抗阻力动作 2 次。

操作间隔　每周一次，直至疾病痊愈。

40.2.2　技术二

针刀定点　髂后上棘与尾骨尖的连线中点；该点与大转子尖部连线的中 1/3 段交界点；该连线的外 1/3 段交界点；梨状肌在大转子尖部的附着点。

操作规程　患者俯卧，刀口线应与坐骨神经的循行方向一致，刀体与臀部平面垂直。①松解髂后上棘与尾骨尖的连线中点压痛点，常规皮肤消毒后进针刀，针尖刺至髂骨背面时，探及其边缘，沿骨边缘继续向下刺入，达梨状肌肌束，切断部分紧张的肌纤维。再令针体向外侧倾斜，针刀刃紧贴骶骨内面刺入，纵行疏通剥离。②松解梨状肌中段的压痛点（环跳穴处），在此处可摸到臀肌深部有条索状肿大硬物，压痛可向下肢放射，针刀刺入皮肤后，摸索进针。若患者有刺痛感、电击感，出现避让反应，可能是针刃触及了神经、血管，应迅速将针刀上提，向旁边移动 2mm，继续进针，待患者诉有明显酸胀感时，说明针刀已达梨状肌病变部位。做纵向疏通，横向剥离手法，如针下有紧涩，绷紧感，可用切开剥离法。③松解梨状肌体表投影区的外1/3处压痛点。针刀摸索进针达髋臼后缘骨面。患者诉针下酸胀明显时，针刃多在关节囊部位，采用纵行疏通剥离，横行铲剥手法。该点治疗安全系数大，临床中常用，可在此处切断部分挛缩变性的梨状肌纤维。④松解梨状肌在大转子尖部的附着点，将针体垂直于大转子尖部骨面刺入，直达骨面，纵行疏通剥离，横行摆动针体。还可调转刀口线方向，使刀口线与肌腱纤维方向垂直，切断部分肌腱（图82）。

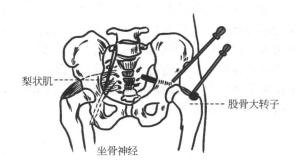

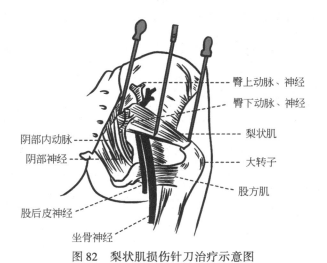

图82 梨状肌损伤针刀治疗示意图

出针后，给予相应手法治疗。患者仰卧，屈髋屈膝90°，术者用手压住患者膝部外侧，让患者做外旋抗阻力动作2次。

操作间隔 每周一次，直至疾病痊愈。

40.2.3 技术三

针刀定点 髂后上棘与尾骨连线中点的上、下1.5cm左右部位各选1点；梨状肌在大转子尖部的附着点。

操作规程 患者俯卧，刀口线应与坐骨神经的循行方向一致，刀体与臀部平面垂直。①松解髂后上棘与尾骨连线中点的上、下1.5cm左右部位各选1点，常规皮肤消毒后进针刀，针尖刺至髂骨背面时，探及其边缘，沿骨边缘继续向下刺入，达梨状肌肌束，切断部分紧张的肌纤维。再令针体向外侧倾斜，针刀刃紧贴骶骨内面刺入，纵行疏通剥离。②松解梨状肌在大转子尖部的附着点，针体垂直于大转子尖部骨面刺入，直达骨面，纵行疏通剥离，横行摆动针体。还可调转刀口线方向，使刀口线与肌腱纤维方向垂直，切断部分肌腱。

出针后，给予相应手法治疗。被动活动髋关节，使之内收、内旋5~7下。

操作间隔 每周一次，直至疾病痊愈。

41 坐骨结节滑囊炎

41.1 概述

41.1.1 概念

坐骨结节滑囊炎是一种常见病，是坐骨结节与臀大肌之间，由于长期受压力以及摩擦频繁等慢性损伤，造成滑膜水肿、充血、增厚或纤维化，滑液增多，即形成滑囊炎，又称"脂肪臀"。多发于体质瘦弱而久坐工作的中老年人。儿童可因蹲挫伤引起。

41.1.2 病因病机

（1）中医病因病机

中医学认为本病属于"痹证"范畴，与感受风寒湿邪有关，长期久坐使臀部筋肉受损，经脉气血运行受阻，发为本病。

（2）西医病因病机

发病与长期过久地坐位工作及臀部脂肪组织缺失有关，特别是体质较瘦弱者。由于坐骨结节滑囊长期被压迫和摩擦，囊壁渐渐增厚或纤维化而引起症状。

因剧烈活动髋关节使附着在坐骨结节上的肌腱损伤，从而牵拉损伤滑囊或损伤肌腱处的瘢痕刺激周围滑囊所致。

41.1.3 临床表现

臀尖（坐骨结节部）疼痛，坐时针刺样疼痛，可触及包块。但疼痛局部局限，不向它处放射。日久臀尖部酸胀不适。

41.1.4 临床诊断

（1）中医诊断

有久坐或感受寒湿之邪病史，常伴有臀部肌肉疼痛等症状。

（2）西医诊断

1）均有长期连续坐骨结节摩擦损伤史。坐在硬板椅上时，臀部接触椅面的部位疼痛。在坐骨结节处局麻后，再让患者坐于硬板椅上，若无疼痛，即可帮助确诊。

2）疼痛部位仔细确诊可扪及边缘较清晰的椭圆形肿块与坐骨结节粘连在一起，压之疼痛。

3）做屈膝屈髋动作时，可因挤压、牵扯滑囊而引起疼痛。

4）坐骨结节部 X 线检查无异常。

41.2 小针刀技术在坐骨结节滑囊炎中的应用

41.2.1 技术一

针刀定点 坐骨结节上病变滑囊点。

操作规程 患者选择侧卧弓身屈膝屈髋位，患侧在上，在坐骨结节上病变滑囊处定点。使针体垂直于坐骨结节骨面，刀口线与下肢纵轴平行，然后刺入。摸索进针，针刀刺达病变处时，患者坐骨结节部位的酸胀感骤然加重，此时针下有柔韧感，可切达骨面，纵向疏通横向剥离 3 ~ 4 刀，然后横行铲剥，针下有空虚感或松动感时出针。

针刀治疗完毕，推压、揉按坐骨结节部位，屈膝屈髋活动几下。

操作间隔 每周一次，一般 1 ~ 2 次即可痊愈。

42 股四头肌损伤

42.1 概述

42.1.1 概念

股四头肌损伤是由于剧烈奔跑或突然踢物时，股四头肌猛然的收缩，或由于打、砸、撞等暴力作用于大腿前面引起的。股四头肌损伤后出现局部出血、肿胀、疼痛，使肌肉收缩能力降低，从而影响髋膝关节的屈伸功能。股四头肌损伤严重会造成断裂，甚至发生股四头肌髌骨上缘撕裂，髌骨骨膜也随之撕脱，可产生骨膜出血，日久血肿发生机化、钙化、骨化等。

运动员、强体力劳动者急性损伤多见，慢性、积累性损伤则多发于中老年人。损伤常发生在肌腱部位，痛点深在、分散。肌腱髌骨端急慢性损伤多表现为膝关节周围疼痛，伸屈活动受限，易诊为膝关节损伤。

42.1.2 病因病机

(1) 中医病因病机

股四头肌损伤，中医学上认为是属于"筋伤"范畴，在外力作用下，机体发生损伤，气血瘀滞，不通则痛，或是时间日久，损伤加重，转化为气虚血瘀，不容则通。

(2) 西医病因病机

股四头肌是人体中体积最大的肌肉，分为股直肌、股内侧肌、股外侧肌和股中间肌4部分。股直肌呈梭形，位于大腿前面，起于髂前下棘，而腱的弓状部起于髋臼上方的髂骨；股内侧肌和股外侧肌分别起自股骨粗线内、外侧唇；股中间肌在股直肌的深面，股内侧肌和股外侧肌之间。股四头肌的四个头向下共同形成一个腱，包绕髌骨的前面及两侧面，向下延续为髌腱，附着于胫骨粗隆。股四头肌主要具有伸膝功能，其中，股直肌还具有屈曲髋关节的功能。损伤多为扭挫伤或肌纤维撕裂，严重损伤时可导致肌肉断裂。

股四头肌作为伸膝关节的主要肌肉，又较为暴露，因此它的损伤多发并且常见。

1）运动性损伤：由于股四头肌，特别是股直肌的急剧收缩，如过度的负重蹲起，足球运动的后摆腿、正脚背大力踢球等均可引起肌肉的撕裂、撕脱，重者还可导致肌肉断裂。

2）暴力性损伤：跌倒，从高处坠落或遭受直接钝性打击等可引起股四头肌部分肌纤维撕裂、挫伤，重者也可导致肌肉的断裂。

3）慢性劳损：过度频繁的运动，或年老体衰肌肉萎软无力，或损伤未愈又为风寒湿邪侵袭，均可造成慢性劳损。

42.1.3　临床表现

股四头肌的急性损伤，均有明显外伤史。受直接暴力损伤后，髂前下棘及股骨嵴内、外侧疼痛剧烈，有肿胀和压痛，行走不便。重者可有明显跛行，膝关节屈曲多不能达到90°。可于伤后数小时出现皮下瘀血斑或形成血肿，穿刺可抽出血液。

股四头肌急剧收缩可致肌肉断裂，断裂部位多发生在股四头肌的肌腹，有时发生在肌腱与骨附着部，很少发生在肌肉与肌腱的联合部。伤后出现局部肿痛，肌肉收缩无力。完全断裂时可在断裂处触摸到凹陷痕迹，单纯股直肌断裂常因肿胀不易触及断端，易造成漏诊。

股四头肌断裂后出现肌肉无力，甚至肌肉萎缩。肌肉组织可机化为疼痛性瘢痕，活动时出现伤处疼痛，影响下肢功能。血肿可被吸收，也可被局限化而形成包裹。

42.1.4　临床诊断

（1）中医诊断
1）多有外伤病史。
2）大腿处有明显疼痛和局部压痛，感受风寒湿邪后病情加重。
（2）西医诊断
1）大腿前面有明显外伤史。
2）伤处疼痛，肿胀，局部压痛明显。
3）屈髋屈膝活动功能障碍，走路跛行。
4）屈髋伸膝股四头肌抗阻试验阳性：患者仰卧位，患侧髋膝关节屈曲，医者一手托住患肢腘窝，另一手按压于踝关节。嘱患者用力伸直膝关节，若患处疼痛加重或伸膝无力则为阳性。
5）股四头肌损伤较重或断裂时，肌力、肌张力减低。少数肌纤维损伤时肌力、肌张力正常。急性损伤者多有固定压痛点，并可在撕裂部位摸到裂隙。
6）慢性劳损或陈旧性损伤者，大腿前侧压痛轻微，但俯卧位将足跟压向臀部时在大腿前部会出现有不同程度的牵拉痛，甚至发生股四头肌无力萎缩。

　　7）X线检查无明显异常，但可排除骨折。严重者可显示软组织广泛肿胀阴影。伤后5~6周X线摄片可了解有无骨化性肌炎。

42.2　小针刀技术在股四头肌损伤中的应用

42.2.1　技术一

　　针刀定点　股四头肌上端附着点（髂前下棘及股骨粗线外侧唇，股骨前面及外侧面的上2/3部，转子间线下部和股骨粗线内唇压痛点）。

　　操作规程　急性损伤1个月后或慢性劳损者首选针刀治疗，松解股四头肌上端附着点时，患者仰卧位，下肢伸直，寻找髂前下棘及股骨粗线外侧唇，股骨前面及外侧面的上2/3部，转子间线下部和股骨粗线内唇压痛点，可触及硬结、条索处为定点。针体与股骨或髂前下棘垂直，刀口线和大腿纵轴平行，进针后达骨面，纵行疏通，横向剥离2~3刀，并且横行铲剥2~3下（图83）。

　　出针后，给予相应手法治疗，提捏、揉拨股四头肌。

　　操作间隔　每周一次，直至疾病痊愈。

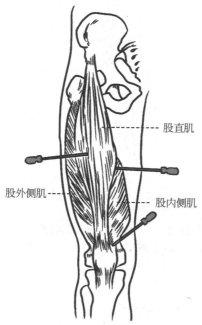

股直肌

股外侧肌

股内侧肌

图83　股四头肌解剖及治疗示意图

42.2.2 技术二

针刀定点 股四头肌肌腹部反应点。

操作规程 陈旧性损伤或慢性劳损者选针刀治疗，松解股四头肌肌腹部时，患者仰卧位，下肢伸直，在压痛明显处寻找索条状物。针体与皮肤垂直，刀口线和大腿纵轴平行，刺入后可达到结节部位，然后采用纵行疏通，横向剥离手法，一般为2~3刀，结节较大或坚硬者可纵行切开数刀。如硬结连于骨面，针刀刺达骨面横行铲剥2下。若无硬结与条索，针刀刺达肌腹纵行疏通后，提至筋膜层，散切3~4刀（图84）。

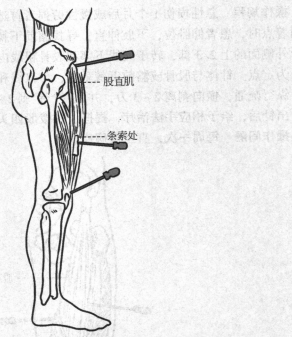

股直肌

条索处

图84 股四头肌损伤针刀治疗示意图

出针后，给予相应手法治疗，提捏、揉拨股四头肌。

操作间隔 每周一次，直至疾病痊愈。

42.2.3 技术三

针刀定点 髌骨上、内、外缘反应点。

操作规程 陈旧性损伤或慢性劳损者选针刀治疗，患者仰卧位，患肢腘窝下垫枕、微屈膝。在髌骨上缘骨面寻找压痛点。刀口线与髌骨缘骨面垂直，针体与皮肤约成 45°角，垂直于髌骨骨面进针刺达髌骨边缘。纵行疏通剥离，大幅度横行摆动，可闻及刮剥骨面的声音。然后将刀口线调转 90°角，针刀平刺入骺下缘 2mm 处铲剥两下。

出针后，给予相应手法治疗，过伸过屈，内旋外旋膝关节。

操作间隔　每隔 2 周一次，可与"技术一"、"技术二"配合交替使用。

43　膝关节骨性关节炎

43.1　概述

43.1.1　概念

膝关节骨性关节炎是指由于膝关节软骨变性、骨质增生而引起的一种慢性骨关节疾患，又称为膝关节增生性关节炎、退行性关节炎及骨性关节病等。本病多发生于中老年人，也可发生青年人；特别是发生于 50～60 岁的老年人，且女性多于男性；可单侧发病，也可双侧发病。

西医学把膝关节骨性关节炎分为继发性和原发性两种，所谓继发性是指该病继发于关节的先天或后天畸形及关节损伤；而原发性则多见于老年人，发病原因多为遗传或体质虚弱。

43.1.2　病因病机

(1) 中医病因病机

膝关节骨性关节炎属于中医"痹证"范畴，其发生主要是由于内在的正气不足，肝肾亏虚，经脉失养，气血不达四肢，不能濡养筋骨，是导致痹证的内因。外感风、寒、湿、热之邪，侵袭机体，日久不愈，气血运行不畅，瘀血痰浊痹阻经络，导致关节周围结节，屈伸不利。

(2) 西医病因病机

本病的病因目前还不明确，一般认为与年龄、性别、职业、机体代谢及损伤有关。

1) 慢性劳损：长期姿势不良，负重用力，体重过重，导致膝关节软组织损伤。

2) 肥胖：体重的增加和膝骨性关节炎的发病成正比。肥胖亦是病情加重的因素。肥胖者的体重下降则可以减少膝骨关节炎的发病。该病多发于肥胖的中老年妇女，是由于超负荷的持久刺激引起膝关节的软骨面和相邻软组织的积累性损害。

3) 一个原因是由于中老年人内分泌系统功能减弱，骨性关节系统随之逐渐衰退，对骨骼系统也影响，当软骨下骨小梁变薄、变僵硬时，其承受压力的耐受性就会降低，因此，骨质疏松者出现骨性关节炎的几率就会升高。

4）外伤和力的承受：经常的膝关节损伤，如骨折，软骨、韧带的损伤。异常状态下的关节，如在髌骨切除术后关节处于不稳定状态，此时若关节承受肌力不平衡并加上局部压力，就会出现软骨的退行性变。正常的关节在活动甚至剧烈运动后是不会出现骨性关节炎的。

43.1.3 临床表现

1）发病缓慢，多见于中老年肥胖女性，往往有劳累史。

2）膝关节活动时疼痛加重，其特点是初起疼痛为发作性，后为持续性，劳累及夜间加重。

3）膝关节活动受限，行走不便，关节伸屈受限，下蹲及上下楼梯时疼痛明显，或突然活动时有刺痛。极少数患者可出现交锁现象或膝关节积液。

4）关节活动时可有弹响、磨擦音，部分患者关节肿胀，日久可见关节畸形。

5）此病早期症状为上下楼梯时的疼痛，尤其是下楼时为甚，呈单侧或双侧交替出现，可出现关节肿大，多因骨性肥大造成。严重者出现膝内翻畸形。

43.1.4 临床诊断

（1）中医诊断

1）中老年女性患者较多，发病高峰在 $50 \sim 60$ 岁。

2）患者有明确的长期慢性劳损史或创伤史，或者久居湿地、感受风寒湿邪。

3）有典型的膝关节疼痛症状伴关节活动受限。

（2）西医诊断

1）关节疼痛，常为持续性钝痛。

2）关节疼痛和发僵，早晨起床时较明显，活动后减轻，活动多时又加重，休息后症状缓解。

3）膝关节周围压痛，关节活动弹响及磨擦音，后期疼痛持续，关节活动明显受限，关节挛缩或股四头肌萎缩，关节积液，甚至出现畸形和关节内游离体。

4）膝关节正、侧位照片，显示髌骨、股骨髁、胫骨平台关节缘呈唇样骨质增生或有骨刺生成，胫骨髁间棘变尖，关节间隙变窄，软骨下骨质致密。

5）有积液者，检查浮髌试验阳性。

43.2 小针刀技术在膝关节骨性关节炎中的应用

43.2.1 技术一

针刀定点 膝关节边缘有骨质增生或骨刺的压痛点（图85）。

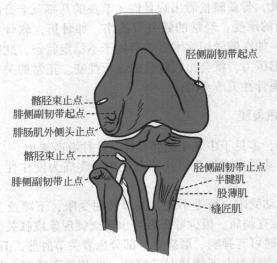

胫侧副韧带起点

髂胫束止点
腓侧副韧带起点
腓肠肌外侧头止点
髂胫束止点
腓侧副韧带止点

胫侧副韧带止点
半腱肌
股薄肌
缝匠肌

图 85　膝关节两侧病变关键点示意图（深层）

操作规程　患者采用仰卧位，膝关节屈曲 60°，双足平放在手术床上。松解膝关节边缘有骨质增生或骨刺的压痛点时，使针刀体与皮肤垂直，刀口线与骨质增生点的竖轴垂直，在增生点的尖部做切开松解术和铲磨削等手法，然后出针，按压针刀孔 1 分钟。如有积液，应在血海穴处提插刺激两下左右。

操作间隔　每周一次，直至疾病痊愈。

43.2.2　技术二

针刀定点　髌上囊、髌下脂肪垫、髌骨外侧支持带、内外侧髌骨韧带。

操作规程　本法主要用于松解膝关节前侧。患者采用仰卧位，膝关节屈曲 60°，双足平放在手术床上。松解髌上囊点处，针刀体与皮肤垂直，刀口线与股四头肌方向一致，当针刀穿过股四头肌后有落空感时，达到髌上囊，然后纵向疏通和横向剥离 2 ~ 3 刀，然后将刀体向大腿方向倾斜 45°，在髌上囊与关节囊的粘连点处提插 2 ~ 3 刀；松解髌下脂肪垫处，使针刀体与皮肤垂直，刀口线与髌韧带走行方向一致，穿过髌韧带后，到达髌下脂肪垫，然后纵疏和横剥 2 ~ 3 刀；髌骨外侧支持带处定点在髌中点外缘旁开 2cm，使针刀体与皮肤垂直，刀口线与下肢纵轴方向一致，达到位置后纵疏和横剥 2 ~ 3 刀；内外侧髌骨韧带处定点在此韧带的内上、内下、外上、外下缘处，针刀体与皮肤垂直，刀口线与下肢纵轴平行，然后进刀，达到位置纵疏和横剥 2 ~ 3 刀，然后出针，按压针刀孔 1 分钟（图 86）。

操作间隔　每周一次，直至疾病痊愈。

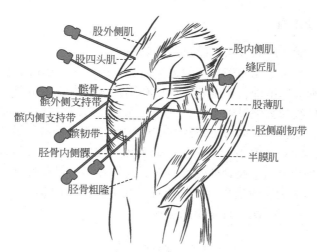

图86 膝关节前侧针刀松解整体示意图

43.2.3 技术三

针刀定点 胫侧副韧带起点、胫侧副韧带止点、鹅足囊。

操作规程 本法主要用于松解膝关节内侧。患者采用仰卧位，膝关节屈曲60°，双足平放在手术床上。松解胫侧副韧带起点处，使针刀体与皮肤垂直，刀口线与大腿纵轴平行，进刀后先到达韧带起点骨面，然后向上和向下铲剥2～3刀；松解胫侧副韧带止点处，使针刀体与皮肤垂直，刀口线与大腿纵轴平行，进刀后，经皮肤、皮下组织，到达韧带胫骨内侧髁的内侧面韧带的骨面，铲剥2～3刀；松解鹅足囊定点处，使针刀体与皮肤垂直，刀口线与小腿纵轴平行，到达鹅足囊后，将刀口调转90°，铲剥3刀，然后出针，按压针刀孔1分钟。

操作间隔 每周一次，直至疾病痊愈。

43.2.4 技术四

针刀定点 腓侧副韧带起点、腓侧副韧带止点。

操作规程 本法主要用于松解膝关节外侧。患者采用仰卧位，膝关节屈曲60°，双足平放在手术床上。松解腓侧副韧带起点处，针刀体与皮肤垂直，刀口线与下肢纵轴平行，进刀后先到达韧带起点骨面，然后纵向疏通和横向剥离2～3刀；松解腓侧副韧带止点处，使针刀体与皮肤垂直，刀口线与下肢纵轴平行，进刀后，经皮肤、皮下组织，到达韧带腓骨头顶端骨面，铲剥2～3刀，然后出针，按压针刀孔1分钟。

操作间隔 每周一次，直至疾病痊愈。

43.2.5 技术五

针刀定点 腓肠肌内侧头、腓肠肌外侧头。

操作规程 本法主要用于松解膝关节后侧。患者采用俯卧位。松解腓肠肌内侧头，先触及腘动脉搏动，确定其走形，在腘动脉的内侧2cm处定位，针刀体与皮肤垂直，刀口线与大腿纵轴平行，进刀后先令针刀到达股骨内侧髁后面肌肉的内侧头起点处骨面，然后调转刀口线90°铲剥2～3刀；松解腓肠肌外侧头，避开腘动脉，在腘动脉的外侧2cm处定位，针刀体与皮肤垂直，刀口线与大腿纵轴平行，进刀后先令针刀到达股骨外侧髁后面肌肉的外侧头起点处骨面，然后调转刀口线90°铲剥2～3刀，然后出针，按压针刀孔1分钟（图87）。

操作间隔 每周一次，直至疾病痊愈。

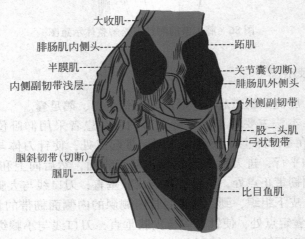

图 87 膝关节后侧肌群

44 髌韧带损伤

44.1 概述

44.1.1 概念

髌韧带损伤，分为急性、慢性损伤，急性损伤主要有髌韧带自髌骨下缘撕脱、髌韧带中部断裂，常见于青少年。临床上多见于慢性损伤。急性轻伤因症状不严重常被患者忽视而不就诊，重伤者髌韧带也不会离断，只是从胫骨结节处撕脱，这是由于髌韧带肥厚而坚韧的缘故。慢性损伤是运动损伤中较常见的一种损伤。

44.1.2 病因病机

（1）中医病因病机

髌韧带损伤主要是由于外伤所致，属于中医学"筋伤"范畴，主要是外伤导致经脉拘急，气血运行不畅，血不养筋而致病。

（2）西医病因病机

髌韧带亦称髌前韧带或髌下韧带，是由股四头肌腱跨越髌骨移行而成。髌韧带起于髌骨下端，止于胫骨粗隆部，是下肢伸膝装置的重要组成部分，髌韧带从前面有加固膝关节囊的作用（图88）。髌韧带损伤非常多见，尤其常见于足球、摔跤、篮球、橄榄球及冰雪项目和跳跃动作的运动员。损伤机制，多见于膝关节伸直位或屈曲位的外翻损伤，尤其是当膝处于微屈位时，小腿突然外展外旋，或足及小腿固定于地面而大腿突然内收内旋。或者膝外侧受到直接暴力使膝外翻，也可造成膝内侧副韧带损伤。在突然猛力伸腿时，股四头肌急剧收缩而拉伤髌韧带，或受到外力强制屈曲膝关节，也容易拉伤髌韧带。但髌韧带肥厚而坚韧，一般不易拉断。拉伤后在胫骨粗隆附着点处有部分纤维撕脱或撕裂，导致慢性的少量出血，病程日久，机化瘢痕，局部血运和代谢受阻，引起慢性顽固性疼痛。

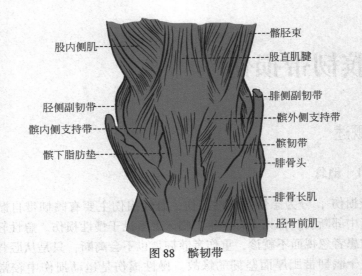

股内侧肌
胫侧副韧带
髌内侧支持带
髌下脂肪垫

髂胫束
股直肌腱
腓侧副韧带
髌外侧支持带
髌韧带
腓骨头
腓骨长肌
胫骨前肌

图88　髌韧带

44.1.3　临床表现

髌韧带的附着点，即胫骨粗隆处疼痛，膝关节不易伸直，走路跛行。

44.1.4　临床诊断

(1) 中医诊断

有外伤史，关节屈伸不利，出现跛行，按压疼痛。

(2) 西医诊断

1）有外伤史。

2）髌韧带附着点，即胫骨粗隆处疼痛或压痛。

3）股四头肌收缩可引起疼痛，出现跛行。

44.2　小针刀技术在髌韧带损伤中的应用

44.2.1　技术一

针刀定点　髌韧带附着点处的压痛点。

操作规程　患者仰卧，屈膝让足掌平放于治疗床上。进针刀点选择为髌韧带附着点处的压痛点。针体和髌韧带平面垂直，刀口线与髌韧带纵轴平行，然后进刀，深度直达骨面，运用纵向疏通，横向剥离2～3刀，如有硬结则纵行剥开。

针刀治疗完毕，给予手法治疗，用拇指按压髌韧带，让患者过度屈曲膝关节数次即可。

　　日常患者应该坚持膝关节伸屈功能锻炼。

　　操作间隔　每周一次，一般 1~3 次即可痊愈。

45　胫骨粗隆骨骺炎

45.1　概述

45.1.1　概念

胫骨粗隆骨骺炎，又称胫骨结节骨软骨炎、胫骨结节骨软骨病、胫骨结节无菌性坏死。本病多发于 10～17 岁的青少年，男多于女，特别是在进行跳跃、踢足球、打蓝球、打排球、奔跑、爬山等运动时，易发生此病。起病缓慢，随着病情发展逐渐出现一侧胫骨结节肿大、隆起，局部疼痛。也可于一次剧烈运动后，出现局部微肿、疼痛，活动可使疼痛加重，休息后疼痛减轻或消失。疼痛尤其是上下楼梯、上坡时明显，严重者可有跛行。抗阻力伸膝关节时，由于股四头肌猛力收缩，导致髌韧带牵拉胫骨结节骨骺，而产生剧烈疼痛。

45.1.2　病因病机

(1) 中医病因病机

中医上认为此病属于中医骨病范畴，外因主要为寒湿等凝滞关节，导致局部气血不运行，失于濡养。内因主要是肾气缺乏，不足以充盛机体，导致气血营养不达局部。

(2) 西医病因病机

胫骨上端的初级骨化中心在出生后不久即出现，在青春期时（通常在 16～18 岁）与胫骨体联结。儿童时期的胫骨骨折如果涉及骺板则要严重得多，因为骨的持续性正常生长可能会受到威胁。10 岁时，胫骨粗隆常由上骨骺中心下面的骨形成，但是另一个独立的胫骨粗隆骨骺中心在大约 12 岁时出现。胫骨粗隆处骺板的破裂可能会引起胫骨粗隆的炎症以及青春期时的慢性复发性疼痛（奥斯古德-施莱特病），尤其是对于年轻的运动员。

本病发生于骨骺未闭合前的青年生长期，该处的血循环来自髌韧带，而股四头肌发育较快，其肌肉收缩使髌韧带的胫骨结节附着处张力增高并肿胀，引起胫骨结节骨软骨炎。剧烈运动或外伤可导致胫骨结节积累性劳损甚至发生撕脱骨折，从而影响血循环，造成骨骺的缺血性坏死。由于成纤维细胞的分化和成骨细胞的活跃增生，髌韧带及其附近的软组织可出现骨化，并于胫骨结节的前上方有新生小骨出现。这些新生小骨的组织学表现与骨化性肌炎的骨化组织完全相同。由于髌韧带的牵拉，胫骨结节处的成骨细胞活动，促进骨质增生，使胫骨结节增大，明显向前突出。胫骨近端骨骺可早期融合，以致在骨骼成熟后引起高位髌骨和膝反屈等并发症。

45.1.3　临床表现

本病好发于 10～17 岁的好动男孩。以膝痛为主要表现，行走时表现明显。奔跑、跳跃运动使股四头肌收缩时，以及上楼、用力伸膝或跪地活动压迫骨骺时，疼痛加剧。疼痛明显时可导致跛行，且疼痛可持续数月或数年。骨骺完全骨化后，疼痛可消失。检查可发现胫骨结节隆起、坚硬，在髌韧带附着处有增厚和肿胀，并有明显压痛。在股四头肌抗阻力伸膝时，疼痛或压痛明显加重。成年后，遗留 1 个无症状的隆凸，偶尔在髌韧带处有 1 个可导致疼痛的小骨片，或形成高位髌骨（图 89）。

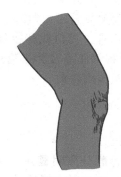

图 89　胫骨粗隆骨骺炎外观

45.1.4　临床诊断

（1）中医诊断

1）多数起病缓慢，无明显外伤史，有剧烈运动史。

2）常在双膝并放对比时发现患侧胫骨粗隆肿大，且隆起日渐明显，并伴有疼痛。

（2）西医诊断

1）本病好发于 10～17 岁的好动男孩，多为单侧性。发病前常有近期参加剧烈运动史或外伤史。表现为胫骨结节处疼痛，轻度肿胀并伴有压痛，劳累后疼痛加重。

2）体检可见胫骨结节明显隆起，皮肤无炎症。局部质硬，压痛较重。疼痛在伸膝时加重，这是因为受累的骨骺被收缩的股四头肌拉紧所致；在被动屈膝时亦痛，这是由股四头肌将骨骺牵拉所致。

3）X线检查：早期骨质无特殊变化，可见胫骨结节前上方髌韧带附着处软组织肿胀、肥厚，有时可见钙化或骨化碎片；中期可见胫骨结节骨骺呈舌状，密度增高，不规则，边缘模糊，呈现点状或游离骨片状，或向前方移位，形成骨赘，甚至完全碎裂，与骨干分离；晚期可见胫骨粗隆密度增高，游离骨片更加显著，胫骨结节呈不规则的碎块增生融合。

45.2 小针刀技术在胫骨粗隆骨骺炎中的应用

45.2.1 技术一

针刀定点 胫骨粗隆膨大压痛点。

操作规程 主要用于早、中期骨骺未变形、移位者的治疗，松解胫骨粗隆膨大压痛点时，患者取仰卧位，膝关节微屈，腘窝下垫枕头。将胫骨粗隆膨大压痛点作为进刀点，使刀体与皮肤垂直，刀口线和胫骨纵轴平行，进针后刺达骨面，纵行疏通，横向剥离2~3刀，根据压痛及肿胀范围大小，可以点刺几刀。

操作间隔 每周一次，直至疾病痊愈。

45.2.2 技术二

针刀定点 骨骺缺损、移位处。

操作规程 主要用于后期骨骺分离明显并有移位者的治疗，患者取仰卧位，膝关节微屈，腘窝下垫枕头。松解骨骺缺损处时，将此处作为进刀点，使刀体与皮肤垂直，刀口线和胫骨纵轴平行，进针后刺达骨面，纵行疏通，横向摆动针体2~3刀。松解骨骺移位处时，使刀体垂直于骨面，刀口线和胫骨纵轴平行，刺入皮肤摸索进针至翘起之骨骺，然后向上移动刀锋至卷起的骨骺尖端，刀口再调转90°角垂直于髌韧带切2~3刀，向下剥动一下移位的骨骺有松动感。右手持针刀向下推动移位的骨骺，左手拇指在针体上方辅助下推，使骨骺复位（图90）。

注意：出针后，按压针刀孔1分钟。然后用创可贴覆盖针刀孔，再垫两块无菌小纱布，最后用绷带或宽胶布加压缠绕固定两周。

操作间隔 每3周一次，直至疾病痊愈。

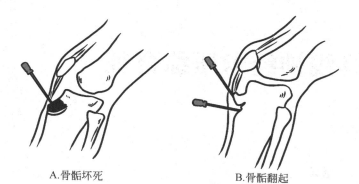

A.骨骺坏死　　　　　　　　　　　B.骨骺翻起

图 90　骨骺坏死及骨骺翻起的针刀治疗示意图

46　腓浅神经卡压综合征

46.1　概述

46.1.1　概念

腓浅神经于小腿外侧下段穿过深筋膜浅出，因深浅筋膜肥厚、痉挛，以及周围软组织损伤的瘢痕组织卡压该神经而引起的一系列症状，称为腓浅神经卡压综合征。因其症状表现为小腿外侧、足背部皮肤麻木、疼痛，易与腰椎间盘突出症、梨状肌损伤等疾病相混淆，临床中易被忽视而造成误诊、误治，迁延不愈。

46.1.2　病因病机

(1) 中医病因病机

本病属于中医的痹证，由于感受风寒湿邪，致使经脉拘急，气血不通。

(2) 西医病因病机

由于踝关节内翻扭伤，拉伤小腿外侧深浅筋膜或长期穿长筒靴摩擦、挤压腓浅神经出口，造成局部纤维增生，粘连，压迫腓浅神经，因寒湿等刺激，诱发产生无菌性炎症，引起疼痛。

46.1.3　临床表现

症状出现缓慢。患者早期多表现小腿外侧不适。足背发麻、感觉迟钝，逐渐感觉小腿外侧乏力，踝关节不能主动外翻或外翻时痛麻。常因轻微扭伤引起小腿外侧及足背疼痛，甚至跛行。

46.1.4　临床诊断

(1) 中医诊断

结合慢性劳损史及临床表现给予诊断。

(2) 西医诊断

1）有慢性劳损史。

2）小腿及踝前疼痛，久站及行远路后疼痛加剧。

3）在小腿外下端有固定压痛或 Tinle 征阳性。

4）腓浅神经支配区域感觉异常。

5）肌电图检查可有腓浅神经感觉传导速度减慢。

46.2　小针刀技术在腓浅神经卡压综合征中的应用

46.2.1　技术一

针刀定点　在小腿外中、下 1/3 交界处，找准压痛点和条索物定点。

操作规程　使刀口线与腓浅神经纤维走向一致，即与腓骨纵轴平行，针体垂直皮肤，加压刺入皮下，慢慢深探，感有阻力之筋膜阻挡时，纵行切割 5～10 刀约 0.5cm 长，纵行疏通，横行推剥以扩大针孔。如有硬性结节和条索，纵行切数刀。之后，在治疗点上下，沿腓浅神经循行线上均匀选 3～5 点，使刀口线与腓骨纵轴平行，垂直皮肤刺入达皮下，轻提针刀切割浅层筋膜 2～3 刀，可听到"嘣嘣"之声，横行推剥。出针后，在局部用分筋理筋手法推拨几分钟（图91）。

操作间隔　每周一次，直至疾病痊愈。

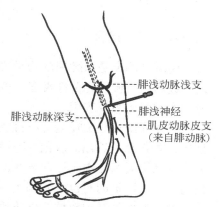

腓浅动脉浅支

腓浅动脉深支

腓浅神经

肌皮动脉皮支（来自腓动脉）

图91　松解腓浅神经卡压征示意图

47 跟腱周围炎

47.1 概述

47.1.1 概念

跟腱周围炎是跟腱周围的脂肪组织、腱膜和跟腱下滑囊，因受到外伤和劳损而引起的急、慢性无菌性炎症。多见于青壮年人。临床上以疼痛、肌肉紧张及压痛、摩擦感为主要表现。

跟腱周围炎是田径运动项目中常见的一种运动创伤，患者大都无明显直接外伤史，尤其是中长跑、短跑、跨栏、竞走和跳跃等项目中的运动员。但是，大部分跟腱周围炎都是由于运动员在进行下肢负荷过多的跑跳动作时，使踝关节快速地屈伸，而跟腱同时也受到强力，又反复长时间地牵拉，使跟腱被拉长、拉紧，而肌肉中的血管受到牵拉、挤压致使跟腱部分受损，并且逐渐导致跟腱产生一种疲劳性创伤。如果得到及时处理和治疗，跟腱炎的恢复时间一般很短。但如果放任不治疗，跟腱炎可能会引起持续的疼痛或引发跟腱断裂。

47.1.2 病因病机

(1) 中医病因病机

中医学认为，本病属于"筋伤"范围，由于跟腱过度活动，或长期慢性劳损。可引起跟腱周围经络不行、气血不通，不通则痛，从而导致本病。

(2) 西医病因病机

跟腱是位于踝关节后方的一条大的肌腱，它将小腿后方的肌肉群连接到跟骨，是人类行走、奔跑、攀登等不可缺少的组织（图92）。由于各种原因造成跟腱的过度使用可导致跟腱内的纤维发生慢性损伤，如超负荷的运动、频繁在硬性地面如公路上奔跑、爬山等，均可引起跟腱炎，大约有11%的患者因跑步之类的运动损伤引发跟腱炎。而且跟腱由于血供不充足常常愈合缓慢。

形成跟腱周围炎主要有两种原因：①急性损伤。当小腿猛力收缩或小腿被踢伤后，除可引起小腿三头肌的损伤外，还可以造成跟腱周围组织出现充血、水肿等炎性改变，部分患者有急性小腿损伤病史。②慢性劳损。在运动中做跑跳和从高处落地等动作时，身体要保持平衡，就会反复过度牵拉跟腱，随之导致跟腱周围组织也受牵拉，并与跟腱摩擦，使疏松组织的小血管损伤，产生组织充血、水肿、渗出和变性，继而导致组织增厚或粘连。而且腱旁组织变性也会影响跟腱血脉供应，使跟腱变性，弹力下降，可导致强力牵拉跟腱时跟腱断裂。从这种机制出发，可以说跟腱周围炎是跟腱断裂的先兆，防治跟腱周围炎具有重要的意义。

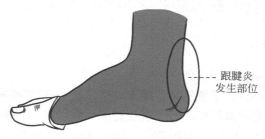

图 92　跟腱炎好发部位

急、慢性损伤均可引起肌腱的变性，肌腱周围组织充血、渗出、增生、粘连而发生本病。

47.1.3　临床表现

1）疼痛。活动后感到小腿发紧，疼痛，有时在起跳或落地、站立时有小腿后侧疼痛，重者在行走时就有小腿疼痛。

2）肌肉紧张及压痛。沿跟腱周围有压痛，痛点不集中，可触到硬结或条索状肌束，此处多有明显压痛。晚期由于周围组织增生粘连，可感到跟腱增粗，手感小腿三头肌发僵、紧张。

3）摩擦感。急性炎症时，手握跟腱两侧，患者踝关节过度伸屈，可感到跟腱周围有摩擦感，如同手中握雪一样，并伴有疼痛。

47.1.4　临床诊断

（1）中医诊断

1）有走路、跑步或弹跳过多的损伤史。

2）跟腱及其周围肿胀、疼痛，上、下楼时症状明显或加重，走路时因鞋的摩擦疼痛加重。

（2）西医诊断

1）有跟腱过度负荷史或外伤史。比如跑步或弹跳过多的损伤史。

2）自觉跑、跳开始时痛，活动开后减轻，训练后加重。重度患者早晨起床下地时疼痛明显，行动困难，活动后逐渐减轻。

3）检查：跟腱表面不光滑，用指端掐跟腱时疼痛明显，有时伴有捻发音。

跟腱被动伸展痛，踝过度背伸跖屈抗阻痛，跟腱紧张压痛试验阳性。

4）钼钯X线片显示：腱与围分离，腱肿胀，跟腱周围偶有变性钙化影或骨岛。

47.2 小针刀技术在跟腱周围炎中的应用

47.2.1 技术一

针刀定点 跟腱腱围压痛处。

操作规程 俯卧位，下肢平伸，踝下放垫。松解跟腱腱围压痛处，使针体与皮肤垂直，刀口线和跟腱纤维平行，刺透腱围，纵切数刀，纵行疏通剥离，然后横行剥离。一般为2～3刀，有硬结的，集中捣碎。可根据压痛面积的大小，选择2～4个治疗部位松解。然后出针，按压针刀孔1分钟。

可配局部封闭治疗，用1%利多卡因加醋酸曲安奈德及维生素 B_{12} 注射液，做腱围和滑囊部位的局部封闭，5天一次，3次为1个疗程。

操作间隔 每周一次，一般1～2次疾病即可痊愈。

47.2.2 技术二

针刀定点 跟腱止点压痛处。

操作规程 俯卧位，下肢平伸，踝下放垫。松解跟腱止点压痛处，使针体与皮肤垂直，刀口线和跟腱纤维走向一致，刺达骨面，纵行疏通剥离（在骨面上划3条短线），横行摆动针体。然后出针，按压针刀孔1分钟。

可配局部封闭治疗，用1%利多卡因加醋酸曲安奈德及维生素 B_{12} 注射液，做腱围和滑囊部位的局部封闭，5天一次，3次为1个疗程。

操作间隔 每周一次，一般1～2次疾病即可痊愈。

47.2.3 技术三

针刀定点 跟腱滑囊炎压痛处。

操作规程 俯卧位，下肢平伸，踝下放垫。松解跟腱滑囊炎压痛处，选斜刃针刀在跟骨后上角跟腱内侧或外侧倾斜进针，使刀口线和跟腱纤维方向一致，刺达滑囊壁后划割几下，使滑囊减压。

可配局部封闭治疗，用1%利多卡因加醋酸曲安奈德及维生素 B_{12} 注射液，做腱围和滑囊部位的局部封闭，5天一次，3次为1个疗程。

操作间隔 每周一次，一般1～2次疾病即可痊愈。

48   跗骨窦综合征

48.1   概述

48.1.1   概念

由于踝部内翻扭伤，引起的跗骨窦内及其邻近结构病变产生的一系列症状，称为跗骨窦综合征。这是一类骨科常见病和多发病。以踝关节前外下间隙的疼痛为主要表现，其他可能的表现还包括：走楼梯或在不平路面行走时的恐惧感；踝关节旋后（即踮脚尖并往前顶踝关节）时的疼痛；少数情况下还会出现夜间睡眠痛和脚内侧疼痛。由于本病不会造成明显的足踝部功能障碍，故临床中容易被忽视，但对患者会造成长期的困扰，影响其生活质量。

48.1.2   病因病机

（1）中医病因病机

骨窦综合征属于中医"骨错缝，筋出槽"的范畴。

由于外伤和劳损导致足踝部筋肉拘急，气血不通，加之感受风寒湿邪，寒性凝滞，主收引，气血瘀滞，不通则痛。

（2）西医病因病机

1）约70%的患者有踝关节外伤（内翻伤）史。跗骨窦中的韧带结构具有限制距下关节过度内翻的作用。在踝和足部的软组织损伤时，跗骨窦正位于张力侧，极易因关节内负压造成滑膜等组织嵌顿，且由于损伤时局部存在复杂的扭转，使得腓肠肌外侧头、腓骨长肌、腓骨短肌和趾短伸肌受牵拉后出现不同程度的痉挛，令踝部呈现外翻趋势，进一步挤压跗骨窦加重疼痛。其中韧带断裂是造成跗骨窦综合征的主要原因。

2）其他约30%的患者无外伤史，而与足部畸形、痛风性关节炎或类风湿关节炎等有关。

48.1.3   临床表现

1）有踝关节内翻扭伤及治疗史。

2）主要症状表现为局部水肿，外踝前下方疼痛及深压痛或伴足底痛，常有后足不稳定。

3）行走、跑步或负重时疼痛可加重，休息后缓解，但关节活动时不会使疼痛明显加剧。

4）遇天阴下雨、气候转凉时发作。

5）小腿发凉或发软，足趾足底发麻（病变组织引起自主神经功能紊乱所致）。

48.1.4 临床诊断

（1）中医诊断

1）有踝关节内翻扭伤史。

2）患者怕凉，对寒冷刺激和天气、气候变化较敏感。

3）长时间走路，会诱发本病。

（2）西医诊断

1）跗骨窦区疼痛，足旋后或内收时加重。并伴有锐性压痛。行走时尤其在不平的路面局部疼痛。大部分患者伴有打软症状，但无机械性不稳。

2）踝被动内翻痛：踝关节做被动内翻或旋后检查时，跗骨窦部疼痛。

3）抽屉试验和内翻试验：无踝关节不稳定。

4）X线：包括踝关节前后位、侧位，一般无异常发现。

5）距下关节造影：侧位片正常的影像为距下关节前部呈略凸的囊状，前端具有细小的锯齿（正常的隐窝）。如果正常的隐窝消失，则提示跗骨窦综合征。

6）MRI：可显示跗骨窦韧带部分断裂、软组织水肿。并可排除踝关节、距下关节骨软骨损伤，以及踝关节外侧副韧带陈旧损伤等。

7）诊断性封闭：跗骨窦局部注射2%利多卡因溶液2ml，如果疼痛消失，可确诊。

48.2 小针刀技术在跗骨窦综合征中的应用

48.2.1 技术一

针刀定点 跗骨窦外口。

操作规程 松解跗骨窦外口时，患者侧卧床上，患侧在上，外踝前缘及第3腓骨肌腱外缘之间凹陷处，为跗骨窦外口，此处为进刀点。使针体与皮肤垂直，刀口线与跟距韧带纤维方向一致，然后刺入，缓缓到达到跗骨窦的基底骨面。做纵行疏通剥离，横行铲剥，然后在跗骨窦内向四周切几刀，术毕配合手法摇摆踝关节，可增加疗效。

注意事项：注意切割时手下的感觉，勿损伤正常肌腱和重要的血管。

操作间隔 每周一次，1~2次后疾病可痊愈。

49　鸡眼

49.1　概述

49.1.1　概念

鸡眼为足部皮肤局限性圆锥形鸡眼状角质增生损害，其发病机制与局部长期机械性摩擦、压迫、足部畸形骨刺等有关。用小刀去除表面角质，中央可见坚硬针状角质栓——角质中心核，其尖端深入皮内，外周有一圈透明的淡黄色环，表面光滑透明。多见于青年人，一般好发于足底、跖部、小趾外沿、趾背等易摩擦、挤压处。在站立或行走时，鸡眼压迫局部感觉神经，引起剧烈疼痛，致使走路艰难。鸡眼发病不局限于受压部位，通常单个出现，也可为多发，不会传染。

本病与中医学中的"鸡眼病"相同。中医典籍中多有记载，如《圣济总录》中记载："肉刺者，生于足趾间，形如硬胝，与肉相附，隐痛成刺，由靴履急窄，相磨而成，俗呼为鸡眼是也。"《诸病源候论》中也对本病有记载："脚趾间生肉如刺，谓之肉刺。肉刺者，由著靴急，小趾相揩而生也。"

49.1.2　病因病机

（1）中医病因病机

中医认为鸡眼主要是由于足部长期受压，气血运行不畅，肌肤失养导致气滞血瘀，复又外感毒邪，湿热下注，内外相搏，溢于肌肤之外而导致疾病发生。因是感受湿热毒邪，又兼气血凝滞，所以患者往往舌尖红，苔腻，脉弦涩。

（2）西医病因病机

1）长期机械摩擦或压迫，使局部角质增生，呈圆锥状嵌入真皮，其尖端压迫真皮内末梢神经，引起行动时剧烈疼痛，本病多发生于穿着紧鞋靴、长期行路或足部畸形者，另外军人和运动员也多发此病。

2）由末梢神经炎或病毒感染引起。

49.1.3　临床表现

鸡眼是一种多发于足部的皮肤科常见病，临床上一般分为两种，即硬鸡眼和软鸡眼，其中硬鸡眼较为典型。

（1）硬鸡眼（图93）。常见于脚底前部外侧或近中央处的跖骨头下，外形为圆形或类圆形，直径通常为 1～2cm。局部表面扁平光滑，色淡黄或深黄，质地较为坚硬，为圆锥形角质体，锥尖嵌入真皮。其下覆盖一层灰白色薄膜，称为"鸡眼滑囊"，锥形角质体可有 1 个或多个。锥尖嵌入真皮，刺激乳头部丰富的神经末梢，引发剧烈疼痛。

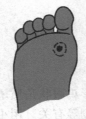

图93　鸡眼外观示意图

（2）软鸡眼。常见于两个脚趾相贴的部位，在一个脚趾的侧面或脚丫，局部皮损通常只有 1 个，呈豌豆至蚕豆大小，由于受汗浸渍，表面呈灰白色浸软皮层，压痛明显，以 4～5 趾间的皮损更为多见，伴恶臭，常见于脚汗多，穿不透气胶鞋的情况下。

通常病期长的鸡眼下方存在骨刺或外生骨疣。

49.1.4　临床诊断

（1）中医诊断

1）皮损。呈豌豆大小，微黄，圆锥形硬结，质坚实，略高于皮面，表面光滑，有明显皮纹，单发或多个，伴有恶臭，脚汗多者多见。

2）部位。好发于摩擦及受压部位，以足底、趾间等多见，有明显压痛。起病初期，脚底生一环形硬结，患者有脚垫肥厚感，慢慢开始疼痛。几周后疼痛剧烈，行走、站立困难，穿软质、肥大的鞋行走，症状可减轻。

3）诱因。鞋履不适，长时间摩擦受压，足畸形，长期步行者易发本病。

（2）西医诊断

诊断方法与中医诊断相似，必要时可以拍 X 线平片寻找外生骨疣。削去皮损表面后，可见鸡眼中央半透明、黄白色的核心。病变部位为增厚的角质层，紧密呈板状排列，形成角质栓，呈楔形嵌入真皮。角质栓内常有排列成柱状的角化不全细胞，角质栓尖端正下方粒层消失，棘层萎缩。病变周围表皮正常或轻度肥厚，受压处真皮乳头变平，少许淋巴细胞浸润。

49.2 小针刀技术在鸡眼中的应用

49.2.1 技术一

针刀定点 鸡眼中心及四周健康皮肤边缘。

操作规程 在鸡眼中心垂直进针时，使刀口线与鸡眼肌纤维、神经、血管走向平行，当刀刃达鸡眼根部且有松软感时，开始在鸡眼根部先纵行后横行呈"十"状切割，然后将针刀提出。在鸡眼四周健康皮肤边缘进针刀时，达鸡眼根部后做环状切割数刀，不必把鸡眼剔出，压迫止血，包扎。

操作间隔 一般一次即愈，不愈者隔 7 天再做一次操作即可。

49.2.2 技术二

针刀定点 鸡眼中央凹陷处。

操作规程 在鸡眼中央凹陷处进针刀时，使针刀刀口线与脚底纵轴平行，即与足底血管、神经运行方向一致。针刀垂直于皮肤刺入，手下感由坚硬而空虚为止，稍提针刀 3~5cm 捣刺数下。破坏基底部组织。纵行疏通剥离，横行摆动，出针。

操作间隔 一般一次即愈，不愈者隔 7 天再做一次操作即可。

49.2.3 技术三

针刀定点 鸡眼硬结旁。

操作规程 使刀口线与脚底纵轴方向平行，针体与皮肤平面约呈 60°斜角刺入皮肤，在鸡眼中央基底部，手下有坚硬之阻挡感时，纵行切割至同一平面上，针下无阻挡感为止（手下感由紧硬而松动），要求切断角质栓后出针。

操作间隔 一般一次即愈，不愈者隔 7 天再做一次操作即可，可与"技术二"同时运用。

50 足跟痛

50.1 概述

50.1.1 概念

足跟痛又称脚跟痛、跟骨骨刺、跟骨骨质增生。足跟一侧或两侧疼痛，不红不肿，行走不便。此病是由于足跟的骨质、关节、滑囊、筋膜等处病变引起的疾病。久立或行走工作者多发，常由长期、慢性轻伤引起。

足跟痛在中医学属于"骨痹"范畴。巢元方称其为"脚根颓"，"脚根颓者脚跟忽痛，不得着也，世俗呼为脚根颓"。朱丹溪在《丹溪心法》中也有记载为"足跟痛"。

50.1.2 病因病机

(1) 中医病因病机

1) 肝肾阴虚，痰湿、血热所致。肝主筋、肾主骨，肝肾亏虚，筋骨失养，复感风寒湿邪导致经络瘀滞，气血运行受阻，使筋骨肌肉失养而发病。

2) 慢性劳损。因年老或体衰，加之久立、久行，局部劳损严重而发病。

(2) 西医病因病机

1) 骨质增生。足跟痛最常见的原因是长期、慢性、轻微外伤积累引起的病变，表现为筋膜纤维的断裂及其修复过程。在跟骨下方偏内筋膜附近可有骨质增生，形成骨嵴。

2) 局部炎症。跟骨后滑囊炎、跟骨骨突炎、距骨下关节炎等均可导致足跟痛。

3) 其他。陈旧性跟骨骨折或少见的跟骨肿瘤、结核也是足跟痛的原因，但是由肿瘤、结核导致的足跟痛不在小针刀技术适用范围。

50.1.3 临床表现

本病主要表现为单侧或双侧足跟或脚底部酸胀或针刺样痛，步履困难。

50.1.4　临床诊断

(1) 中医诊断

1）起病缓慢，多为一侧发病，有数月或数年的病史。

2）近期无外伤史。

3）足跟部疼痛，痛有定处，疼痛拒按，行走受限。

(2) 西医诊断

1）晨起后站立或久坐起身站立时足跟部疼痛剧烈，行走片刻后疼痛减轻，但行走或站立过久疼痛又加重。

2）跟骨的侧面或跖面有压痛，局部无明显肿胀。

3）X 线片显示足跟部骨质增生。

50.2　小针刀技术在足跟痛中的应用

50.2.1　技术一

针刀定点　阿是穴（骨刺尖部，压痛最明显处）。

操作规程　嘱患者仰卧，患足平稳放置，找出最明显的压痛点，常规消毒，使刀口线和纵轴垂直，针体和足跟呈 60°斜角刺入，直达骨刺尖部，然后做横行切开剥离、铲削剥离 3~4 次后出针。

操作间隔　通常 1~2 次可痊愈，若未痊愈须隔 5~7 天后再做一次。